颌面骨骼整形手术图谱

ATLAS OF PLASTIC SURGERY OF THE MAXILLOFACIAL SKELETON

主　编　胡　静　王大章

编　者　(以姓氏笔画为序)

　　　　王大章　叶　斌　冯　戈　刘　尧
　　　　李继华　李运峰　罗　恩　胡　静
　　　　祝颂松　高占巍

绘　图　尹秋丹

人民卫生出版社

图书在版编目（CIP）数据

颌面骨骼整形手术图谱/胡静等主编 . —北京：人民
卫生出版社,2013.2
ISBN 978－7－117－16794－9

Ⅰ.①颌… Ⅱ.①胡… Ⅲ.①口腔颌面部疾病-
整形外科手术-图谱 Ⅳ.①R782.2-64

中国版本图书馆 CIP 数据核字（2012）第 309258 号

人卫社官网	www. pmph. com	出版物查询，在线购书
人卫医学网	www. ipmph. com	医学考试辅导，医学数
		据库服务，医学教育资
		源，大众健康资讯

颌面骨骼整形手术图谱

主　　编：胡静　王大章
出版发行：人民卫生出版社（中继线 010-59780011）
地　　址：北京市朝阳区潘家园南里 19 号
邮　　编：100021
E - mail：pmph @ pmph. com
购书热线：010-67605754　010-65264830
　　　　　010-59787586　010-59787592
印　　刷：北京人卫印刷厂
经　　销：新华书店
开　　本：787×1092　1/16　　印张：15
字　　数：374 千字
版　　次：2013 年 2 月第 1 版　　2013 年 2 月第 1 版第 1 次印刷
标准书号：ISBN 978-7-117-16794-9/R·16795
定　　价：120.00 元
打击盗版举报电话：**010-59787491**　**E-mail：WQ @ pmph. com**
（凡属印装质量问题请与本社销售中心联系退换）

主 编 简 介

胡静

教授,博士生导师。四川省及卫生部有突出贡献的优秀专家,教育部"长江学者"特聘教授。1984 年毕业于华西医科大学口腔医学系,1991 年获医学博士学位。1999—2000 年,在美国匹兹堡大学医学中心颌面外科系任客座教授。现为四川大学华西口腔医院正颌外科主任,兼任中华口腔医学会口腔颌面外科专委会常委、颞下颌关节病与𬌗学专委会副主任委员、全国正颌外科学组组长。担任《Asian J Oral Maxillofac Surg》和《Int J Oral Science》等 8 种杂志编委。擅长牙颌面畸形与缺损的外科矫治及面部轮廓整形。主持完成国家杰出青年科学基金、国家自然科学基金和卫生部临床学科重点项目等 10 余项国家与部省级科研课题,在《Plast Reconstr Surg》、《J Oral Maxillofac Surg》与《Aesthetic Plast Surg》等国际知名期刊发表SCI 论文 90 余篇,获国家与部省级科技进步奖 8 项、专利授权 3 项。主编专著《正颌外科》及卫生部研究生全国高校规划教材《正颌外科学》。

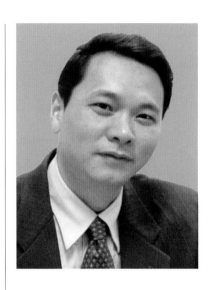

主 编 简 介

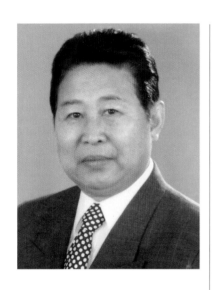

王大章

　　教授,博士生导师。日本齿科大学名誉博士。1956年毕业于原四川医学院(华西医科大学)。1982—1984年,在美国哈佛大学-麻省总医院口腔颌面外科系研修,历任华西医科大学副校长、口腔医学院及口腔医院院长、口腔医学研究所所长、卫生部口腔医学重点实验室学术委员会主任,国家重点学科——口腔颌面外科学术带头人,四川省学术及技术带头人。兼任中华口腔医学会荣誉会长,口腔颌面外科专业委员会顾问及4个国际学术组织成员。《中国口腔颌面外科杂志》副主编,《华西口腔医学杂志》名誉主编及14种专业杂志编委。在国内外发表论文250余篇,获国家及部省级科技奖励15项,主编《口腔颌面外科手术学》及《正颌外科》等专著3部,副主编《口腔颌面外科理论与实践》、《中华口腔科学》等以及参编专著16部。获卫生部有突出贡献优秀专家称号、四川省师德标兵及国务院特殊津贴、中国医师奖。

前　言

随着我国经济的迅速发展与人们精神文化水平的提高，要求进行颌面骨骼整形与美容手术的患者不断增加。在这些求治者中，相当一部分是由于颌骨生长发育失调引起的颜面形态异常及咬合错乱，称之为牙颌面畸形（dento-maxillofacial deformities），民间俗称的"地包天"、"龅牙"等都属于这类畸形，我国目前大约有二千多万牙颌面畸形患者。这类畸形需要采用正颌外科（orthognathic surgery）的方法进行矫治。正颌外科是通过手术的方式矫正由于面骨或颌骨发育异常或者牙与骨结构关系失调导致的牙颌面畸形，经常需要与口腔正畸联合矫治才能获得面部外形与咬合功能俱佳的治疗效果。另外，一部分求医者并不属于"畸形"患者，也不存在咬合功能障碍，例如下颌角肥大与颧骨颧弓突出等。这种主要以改善颌面骨骼外形，从而达到美容目的的手术称为面部轮廓整形术（facial contouring surgery）。一般说来，颌面骨骼整形外科主要涵盖正颌外科及面部轮廓整形这两大类手术。

这本彩色手术图谱的编写是根据四川大学华西口腔医院几十年来在颌面骨骼整形外科领域，主要是正颌外科及面部轮廓整形与美容外科的临床经验，同时结合国际上该研究领域手术的最新进展而完成的。本书通过示意图与大量术中拍摄的实景照片，配合简略文字的方式对临床常用的颌面骨骼整形手术方法进行阐述，并附有典型病例的手术设计与矫治效果。由于颌面骨骼整形外科对手术者的临床经验与外科技巧要求较高，此书推荐的读者对象是具有一定专科培训基础的口腔颌面外科与整形外科医师。

本图谱介绍的是我们临床上使用的外科技术、操作步骤与经验体会，可能与其他施术者相比，有不同与不足之处，恳请同行专家与读者批评指正。四川大学华西口腔医院口腔正畸科的医师为这本手术图谱的正颌外科病例提供了较完善的术前与术后正畸治疗，在此表示感谢！

胡静　王大章

2012 年 9 月

目 录

第一章

颌骨手术动力系统与器械

颌面骨骼整形技术的发展与颌骨手术动力系统与器械的开发使用紧密相关,为了手术的安全性与准确性,开展这类手术前应配备高效率的颌骨手术动力系统及适宜于口腔内手术操作的特殊器械。

一、颌骨手术动力系统

颌骨手术动力系统依其动力源可分为电动和气动两种。目前临床使用的多为国外产品,

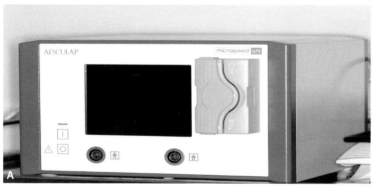

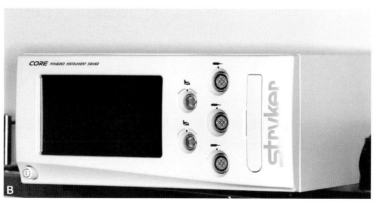

图 1-1　颌骨手术系统电动主机
A. 蛇牌;B. 史赛克

例如 Aesculap(蛇牌,德国)、Stryker(史赛克,美国)及 Zimmer(捷迈,美国)等(图 1-1)。近些年国内也开发出了类似的手术工具。

颌骨动力系统的功能是靠机头(手柄)及其夹持的锯片或钻头来完成的。机头是进行切割和钻孔的部件,可分为锯与钻两大类。骨锯依其功能与运动方向可分为往复锯、摆动锯和矢状锯等三种(图 1-2);骨钻依其与长轴成角关系主要分为直接头与弯接头(图 1-3)。

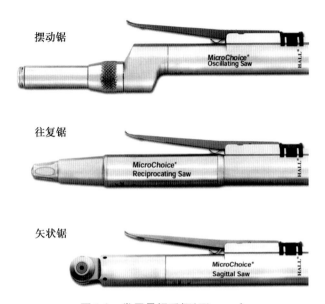

图 1-2 常用骨锯手柄(Zimmer)

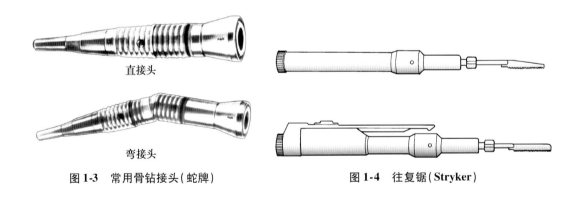

图 1-3 常用骨钻接头(蛇牌)　　　　图 1-4 往复锯(Stryker)

往复锯

往复锯(reciprocating saw):临床最为常用,锯片前后运动方向与机头长轴一致(图 1-4),锯片厚度 0.35~0.65mm 不等。主要用于颌骨及颅部的骨切开。

摆动锯

摆动锯(oscillating saw):锯片与机头长轴呈 90°~120°,运动方向则与长轴呈垂直关系(图 1-5)。刃口宽度自 4~12mm 不等,深度 7~12mm 不等,厚度一般为 0.4mm。多用于下颌支垂直骨切开术与下颌角截骨术等。

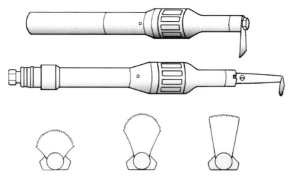

图1-5　摆动锯手柄及锯片

矢状锯

矢状锯(sagittal saw):锯片沿机头矢状面运动,切割方向可由使用不同形状的锯片进行调整(图1-6)。刃口宽度5~17mm不等,厚度一般为0.4~0.6mm。多用于颏成形术的定线与切割以及其他颌骨手术的辅助切骨。

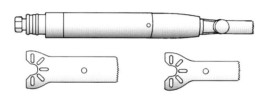

图1-6　矢状锯手柄及其锯片

骨钻

骨钻(drill)的接头依其与手柄长轴方向的角度关系,可分为直接头、成角接头(成角为21°~30°)和反角接头等。骨钻通常用于标记切骨线、辅助截骨以及骨断面修整等。根据钻头形状与功能主要有以下三类:

1. 裂钻　又称旋转切骨钻,有渐细、圆柱和倒锥形等三种,常用钻头直径为1~1.8mm(图1-7)。

2. 圆钻　又称球钻,小球钻主要用于标记切骨线和消除骨干扰,大球钻可用于刨削,直径

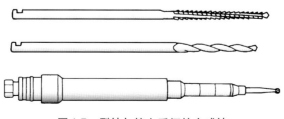

图1-7　裂钻与接上手柄的小球钻

自1～6mm不等（图1-7）。

3. 磨头 形状各异，直径较大，主要用于骨面的刨削、断端的修整与高点的消除等（图1-8）。

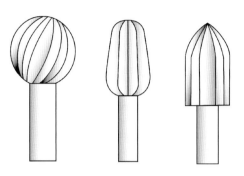

图1-8 常用磨头形状

二、颌骨手术特殊器械

颌骨整形手术多经口腔内入路完成，除配备常规手术器械，例如电刀、开口器、骨膜剥离子、金属压舌板与弯持骨钳（Kocher）等外，还需配置一些特殊或专门器械，例如各种类型的骨刀、口腔深部拉钩（牵开器）以及上颌松动钳等。

骨刀

骨刀（osteotome，chisel），又称骨凿，有单刃与双刃、直骨刀与弯骨刀之分（图1-9）。主要用于分离已切开的骨块，弯骨刀多用于 Le Fort Ⅰ型骨切开术时离断翼上颌连接、下颌支垂直骨切开与下颌角截除等。临床应配备宽窄不同的骨刀以便使用。

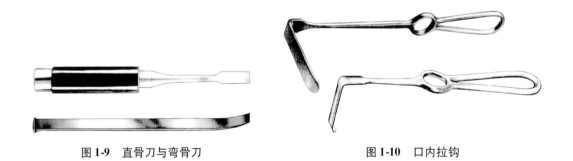

图1-9 直骨刀与弯骨刀　　　　　　　　图1-10 口内拉钩

口内拉钩

头颈外科常用的甲状腺拉钩不足以提供口内手术视野的充分显露，须配备几把深度在40～70mm、宽度为10～16mm左右的口内软组织拉钩（soft tissue retractor），用于深在术野的显露与软组织的牵开（图1-10）。

升支前缘拉钩

下颌支前缘拉钩(ramus retractor)的尖端呈燕尾状设计,用于剥离下颌支前缘软组织以提供清晰视野,俗称"燕尾"剥离器(图1-11)。

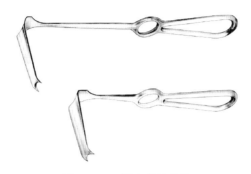

图1-11　下颌支前缘拉钩

升支后缘拉钩

升支后缘拉钩(Shea retractor),又称Shea状拉钩,是一款专门为钩住下颌支后缘及下颌角设计的牵开器,可带光导纤维(图1-12),主要用于显露升支外侧术区并保护周围软组织。

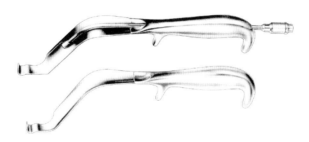

图1-12　升支后缘拉钩

乙状切迹拉钩

乙状切迹拉钩,又称Bauer拉钩,专门为钩住下颌支乙状切迹或下颌下缘以方便进行下颌支垂直骨切开等手术设计的牵开器,左右成对,可带光导纤维(图1-13)。

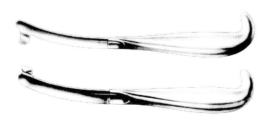

图1-13　Bauer拉钩

上颌松动钳

上颌松动钳,又称为上颌把持钳(图1-14),左右成对,用于 Le Fort I 型骨切开术时缓慢折断降下(down fracture)与松动上颌骨。

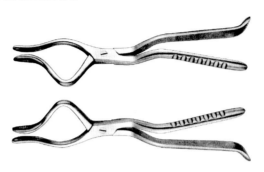

图 1-14　上颌松动钳

骨分离器

骨分离器(bone separator),又称骨撑开器,是一款专门用于辅助骨劈开术的器械(图1-15),使用时应先用骨刀将两骨块基本离断后,再插入此器械缓慢用力将其完全撑开。多用于下颌支矢状骨劈开术及上颌 LeFort I ~ III 型骨切开术的骨块分离。

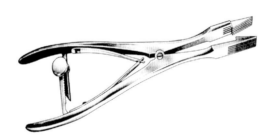

图 1-15　骨撑开器(Medicon)

穿颊器

穿颊器,又称颊部穿通器,是专门为下颌支手术或骨折固定时方便钻孔与旋入螺钉而设计的一种特殊器械,主要用于下颌支矢状骨劈开术的坚固内固定(图1-16)。

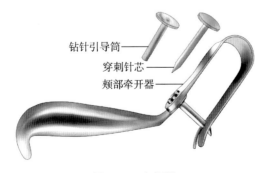

钻针引导筒——

穿刺针芯——

颊部牵开器——

图 1-16　穿颊器

冷光源照明系统

由于颌骨整形手术多经口内途径完成,术野狭窄,因此除传统无影灯照明外,有时候需要配备高照明度、无热效应、可转折的冷光源——光导纤维照明系统(图1-17)。这种灯头通常与口内牵开器连接使用,从而满足深在手术部位的照明要求。

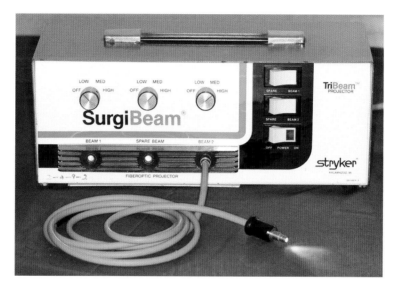

图1-17 冷光源照明系统

第二章

颌骨手术固定方式与装置

正颌外科(orthognathic surgery)经常需要将切开的带蒂牙-骨段移动到一个预定位置来矫正牙颌面畸形(dento-maxillofacial deformity),因此,牢靠的固定对维持骨块稳定、促进骨愈合和防止复发具有重要意义。

一、固 定 方 式

目前,正颌外科手术的固定方式主要分为颌间固定与骨内固定两种。

▍颌间固定

颌间固定(intermaxillary fixation,IMF)是利用上下颌牙列借助定位𬌗导板、唇弓杠及橡皮圈等进行结扎固定,从而起到间接骨内固定的作用。颌间固定最常用于下颌支垂直骨切开术。

▍骨内固定

骨内固定是将切开并移动后的骨断端进行固定,这种固定又分为钢丝固定(wire fixation)和坚固内固定(rigid internal fixation,RIF)。

钢丝固定是最早使用的一种骨内固定方式,通常将3～4根不锈钢丝拧成麻花状,在两骨断端打孔后用钢丝作"8"字或小环结扎固定。钢丝固定并不坚固,多需要辅以颌间固定。

借助钛板与螺钉而发展起来的坚固内固定目前在颌面创伤与整形外科中的应用十分广泛,这种技术有利于保持骨段的稳定与骨间愈合质量。

二、坚 固 内 固 定

▍螺钉固定技术

骨内固定用的螺钉,直径从1.5mm到2.5mm不等。自攻螺钉的螺纹呈窄V形,可以自动切割旋入;非自攻螺钉的螺纹平而宽,纹距窄,把持力强。拉力螺钉(lag screw)单独使用可产生断面加压,而固位螺钉(positioned screw)将两个骨块固定在一起并不加压,通常为 12 ~ 18mm 长,多用于颏成形术与下颌支矢状劈开术的固定。配合钛板使用的固位螺钉长度为 4 ~ 10mm 不等(图 2-1)。

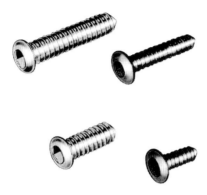

图 2-1　固位螺钉(Medicon)

钛板固定系统

固定夹板又称接骨板,多用钛合金材料制成,故又称为钛板系统(titanium plate system)。在颌骨切开术中使用最多的是小型板(mini-plate)和微型板(micro-plate)两种。小型板厚度一般为 1.0mm,螺钉直径为 2.0mm;而微型板厚度为 0.6mm,螺钉直径为 1.5mm。下颌骨骨质厚实,附丽肌群牵引力大,多用小型板。上颌及面中份骨质菲薄,邻近窦腔多,一般用微型板固定。钛板能加工成各种形状,在术中还可根据需要进行塑形。正颌外科多选用有一定间距的四孔钛板(图 2-2)。还有专门用于颏成形术的钛板(图 2-3),标有拟前徙的距离(如 6mm、8mm 与 10mm 等)。

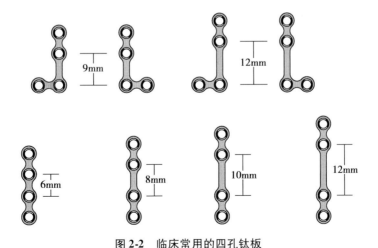

图 2-2　临床常用的四孔钛板

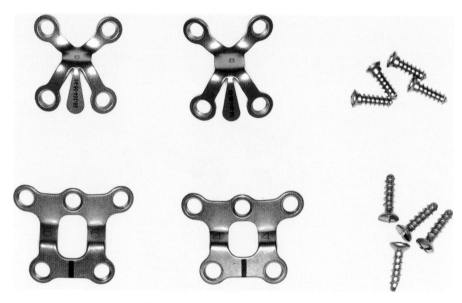

图 2-3 颏成形钛板(Martin 与 AO)

配套工具

钛板与螺钉的应用需装配合适的工具,如钻针(图 2-4)、改锥(图 2-5)、钛板成形钳与截断剪等(图 2-6、2-7)。这些工具与常用的钛板、钛钉置于消毒盒内,以方便使用(图 2-8)。

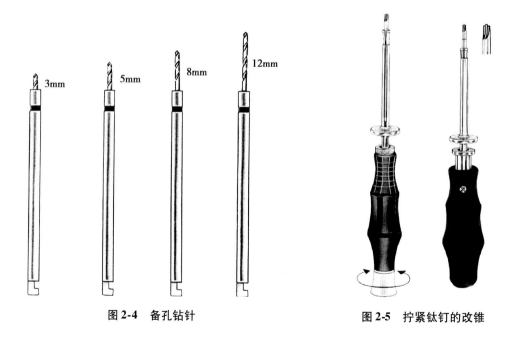

图 2-4 备孔钻针　　　　　　图 2-5 拧紧钛钉的改锥

注意事项

1. 选择合适的内固定系统,了解其规格、型号、机械特性及配套工具等。

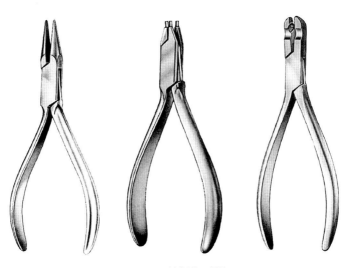

图 2-6 钛板塑形器

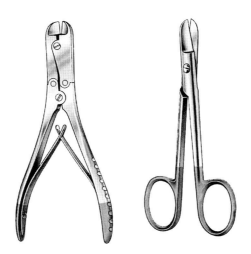

图 2-7 钛板截断剪

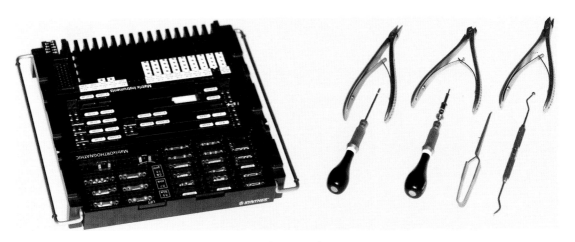

图 2-8 内固定系统(AO)

2. 固定前先行颌间固定,确保移动牙骨块处于预期位置,防止术后咬合错乱。

3. 选择骨质相对厚实或致密的区域进行钻孔固定,避开上颌窦、牙胚、牙根和下颌管。

4. 备孔钻针的直径应略小于螺钉直径,一般小 0.4mm。例如,一个 2mm 直径的螺钉选用 1.6mm 直径的钻针备孔。

5. 旋入螺钉时注意力量,当螺帽紧贴骨面时再用 2/3 的力拧紧就行了,过度用力可能造成滑丝。

6. 钛质材料生物相容性好,不用取出。若需要,应待骨创愈合后再取出(一般在术后 8 ~ 12 个月)。

展望

钛质材料可长期植入颌骨内而无害,但有些患者对存留于组织内的金属有顾虑,而且可能影响颌面部磁共振检查的准确性。近年来,用可吸收材料制成的螺钉及夹板开始用于临床(图2-9),其优点是这些材料经过一段时间(大约 12 周)的机械强度维持,在生物体内可缓慢降解;缺点是机械强度与钛质材料相比仍显不足。因此,可吸收螺钉与夹板通常只用在颅、眶、颧骨及上颌等低应力区的固定,若在下颌手术中使用,可辅以颌间固定来克服其强度不足的问题。

坚固内固定的应用显著促进了颌面创伤与正颌外科的发展,随着材料学理论与技术的进步,特别是可降解生物材料的不断改进与开发,相信将来会有更好的骨内固定系统被研制出来,从而造福于患者。

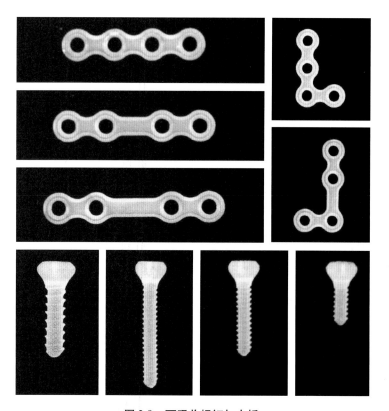

图 2-9 可吸收螺钉与夹板

第三章

手术前检查与准备

口腔颌面部血管神经丰富，与上呼吸道毗邻，颌面骨骼整形手术绝大多数经口内入路完成。因此，其术前准备、术中止血以及术后气道管理的要求比一般的颌面部手术高。

一、术前谈话与全身体检

术前谈话与全身体检十分重要，是评估手术可行性及患者对手术和麻醉耐受性的主要依据。如果对一个存在全身血液系统疾病或活动性肺结核的患者实施手术，可能会带来严重后果。

▌病史采集与谈话

按医学常规对患者的现在史、既往史及家族史进行询问，应着重了解其药物过敏史、哮喘史、手术外伤史及麻醉输血史等。

通过医生和患者（包括患者家属）之间的谈话可以了解其心理状况，在此过程中医生应表现出良好的职业道德和素养，以取得患者的信任。在术前需要询问和了解的主要内容包括：

1. 患者自己认为有哪些畸形，是自己意识到的，还是别人察觉的。需要医生解决什么问题，患者对缺陷或畸形的描述与客观检查是否相符。

2. 患者是否有良好的心理素质和社会适应能力，属于何种精神类型。具有神经质或抑郁性格的患者对手术结果的反应常难以预料。

3. 说明手术的目的和可能达到的矫治效果，打消患者一些不切实际的幻想，可以向患者展示以往类似病例手术前后的照片，让其对手术有一定了解。

4. 对需要进行术前正畸治疗的患者要耐心说明这个过程的必要性与重要性，争取患者的理解与配合。

5. 向患者和家属解释手术的风险性，包括可能发生的并发症。还应告诉患者，术后其他人可能对其容貌的变化有不同反应，甚至是负面评价，让患者有心理准备。

尽管这类患者的主诉具有多样性，但不外乎是容貌异常和口颌系统功能障碍两种。对容貌美的追求是文明社会所提倡的，因此对单纯为了美容目的求医者应予以充分理解。然而，如果患者过于强调容貌在其个人生活和社会活动中的作用，过分关注他人对其外表的评价，极力夸大面部轻微缺陷的负面影响时,应考虑是否存在心理问题。

体检项目

1. 常现检查 包括体重、体温、血压、脉搏等。
2. 心肺功能检查 包括心肺器官听诊、心电图及肺部 X 线检查等。
3. 实验室检查 包括血常规检查(包括血红蛋白、血小板及血型等),肝、肾功能及电解质检查,凝血机制及功能检查,血糖检查,乙肝标志物、HIV、梅毒、丙肝病毒和尿常规检查等。

对于血小板低于 8 万/mm³,同时提示凝血时间延长或血块收缩不良者应禁忌手术。如必须手术而短期内不能完全纠正者,应在术前准备好止血药物与血小板悬液备用。

二、专科检查

手术前必须对口腔颌面部进行专科体检与影像学检查。如果在不知情时对一个存在下颌骨中央性血管瘤的患者实施下颌骨整形术,那将造成致命的后果。

颜面部

头面部的检查包括解剖外形与功能状况。如鼻腔、头颈部自主动度、通气功能等进行检查。由于全麻以经鼻腔插管为主,鼻腔的检查尤为重要,主要包括:双侧鼻孔的通畅情况,鼻中隔有无偏曲,鼻甲有无充血肿胀等。

在进行面部外形检查时,应该让患者放松站立或端坐在椅子上,头部保持自然位,眼睛平视前方。

1. 面高比例 正常人面部应有均衡的三等份,即发际点至眉间点、眉间点至鼻下点、鼻下点至颏下点三部分长度基本相等,上唇高与唇颏高的正常比例约为 1:2(图 3-1)。

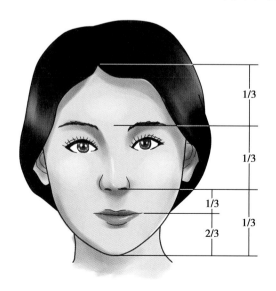
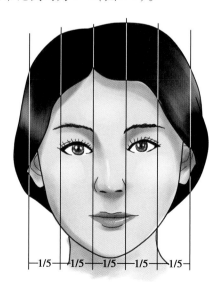

图 3-1 理想面部比例(三停五眼)

颌面骨骼畸形多表现在面中和面下 1/3 的变化上,特别是面下 1/3,因为无论是治疗前还是治疗后,这个区域的改变都较明显。上唇高是指鼻底点至上唇下缘间距,唇颏高是指下唇上缘至软组织颏下点间距,在上唇自然松弛状态下,上中切牙切缘应在上唇唇缘下 2mm,微笑时暴露上切牙牙冠的 3/4,大笑时只应有少许牙龈暴露。

2. 面中线与对称性 正常情况下,眉间点、鼻尖点、上唇最凹点与颏部中点基本上位于正中矢状面上。左右眉、眼、耳、颧突、鼻翼、口角和下颌角均应对称。面部理想的比例为鼻翼宽约等于内眦间距,口裂宽约等于虹膜内缘间距,眶间距也应与面部其他结构和谐(图 3-1)。

3. 侧貌轮廓 根据面部侧貌轮廓可以将面型分为 3 种(图 3-2):①直面型:上下颌骨前后关系协调,软组织额点、鼻底点和颏前点基本在一条直线上;②凸面型:鼻底点在额点和颏前点连线的前方,提示骨性 Ⅱ 类错𬌗存在;③凹面型:鼻底点落于此连线之后,提示骨性 Ⅲ 类错𬌗存在,可能是下颌前突或上颌发育不足。

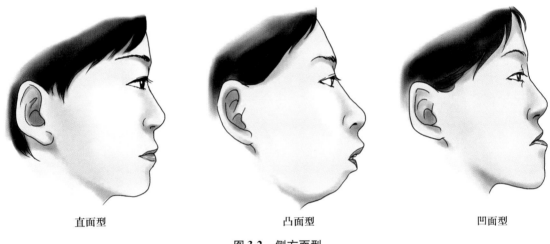

直面型   凸面型   凹面型

图 3-2 侧方面型

4. 鼻唇角 鼻唇角(nasolabial angle)是鼻小柱点、鼻底点与上唇突点连线形成的一个向前的夹角(图 3-3),正常值为 90°～110°,鼻唇角可以反映上颌骨前后位置和上前牙长轴倾斜程度。

5. 审美平面 将鼻尖点与颏前点的连线称为审美平面(esthetic plane),又称 EP 线(图 3-3)。该平面反映了鼻唇和唇颏间的协调关系,常用来评估上下唇突度。正常情况下,上唇在审美平面后方 1～2mm,下唇稍靠前几乎接触 EP 线。

6. 下颌角 正常人下颌角(mandibular angle)开张度约为 120°～125°。下颌角变大,表明下颌呈垂直生长型,前下面高增大,常见于下颌前突或骨性开𬌗。下颌角变小,表明下颌呈水平生长型,前下面高变短,多见于骨性深覆𬌗或方颌畸形。

口腔内检查

口腔内检查应注意牙齿咬合关系、牙体牙周健康、有无缺失牙及阻生齿。详细记录前牙覆𬌗覆盖及后牙安氏分类,还要观察上下牙中线是否对齐等。检查颞下颌关节功能情况,包括关

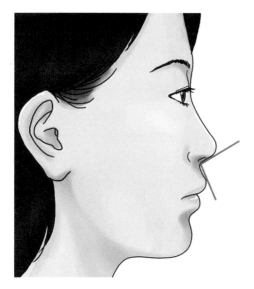
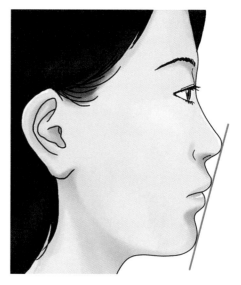

图3-3　鼻唇角与审美平面

节区有无压痛、弹响及张口受限等。对龋齿及牙周病要及时治疗。

影像学检查

　　X线影像学检查是明确诊断、制订治疗计划的一个重要手段,通常包括颌骨曲面体层X线片及头颅侧位片。有不对称畸形者应加照头颅正(后前)位片,对复杂畸形还可补充颜面CT扫描与三维图像重建(图3-4)。对怀疑有颞下颌关节问题者,应摄取关节锥形束CT(CBCT)及MRI检查等(图3-5、3-6)。

　　1. X线头影测量　X线头影测量分析(cephalometric analysis)的目的在于协助诊断,弄清畸形的性质,并根据测量资料进行治疗设计、疗效预测和术后效果评价。通常指的X线头影

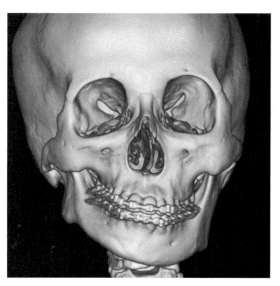
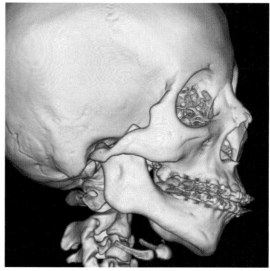

图3-4　颜面不对称畸形的三维CT重建

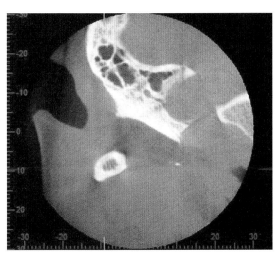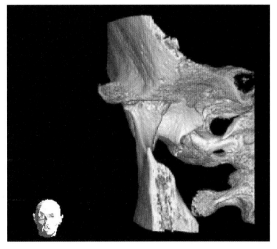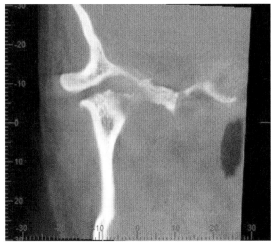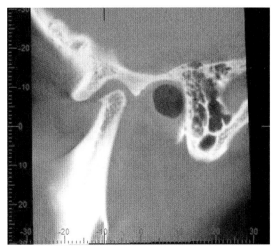

图 3-5 颞下颌关节的 CBCT 检查

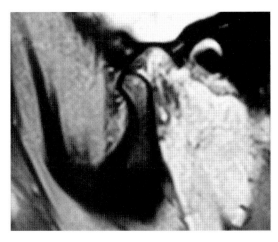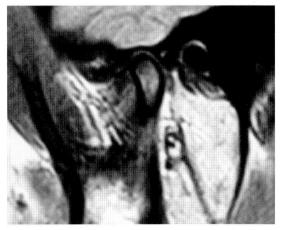

图 3-6 颞下颌关节的 MRI 检查

测量主要是头颅侧位片的分析,有关 X 线头影测量的方法在涉及口腔正畸学的教科书和专著中都有介绍,这里仅介绍最常用来分析上下颌骨位置的 3 个测量项目:SNA 角、SNB 角和 ANB 角。

(1) 测量标志点(图 3-7)①S:蝶鞍点;②N:鼻根点;③A:上齿槽座点;④B:下齿槽座点。

(2) 测量项目(图 3-7)

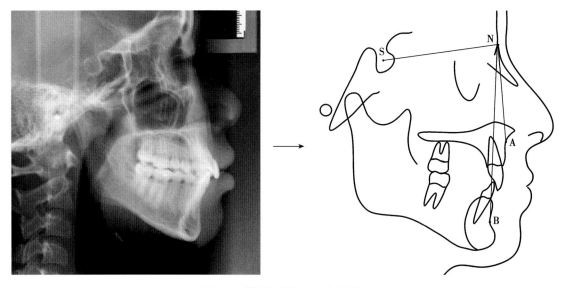

图 3-7　常用测量标志点与项目

1) SNA 角:S-N 连线与 N-A 连线之后交角代表上颌骨位置,正常值为 82°±2°。

2) SNB 角:S-N 连线与 N-B 连线之后交角代表下颌骨位置,正常值为 78°±2°。

3) ANB 角:SNA 角减去 SNB 角之值代表上下颌骨相对位置,正常值为 4°±2°。

根据 X 线头影测量所得数据与对应正常值进行比较,从而了解颌骨是否存在异常及其严重程度。正确的诊断对拟定治疗计划十分重要,例如对一个前牙反𬌗的患者,应明确是骨性畸

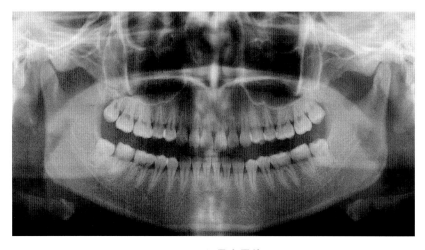

图 3-8　颌骨全景片

形还是牙性畸形,进一步确定是下颌骨发育过度或系上颌发育不足所致,抑或是同时存在下颌发育过度和上颌发育不足。

2. 颌骨全景摄影 颌骨曲面体层 X 线片(panoramic tomogram)又称颌骨全景片,是颌面常规 X 线检查手段之一(图 3-8)。通过全景片,不仅可以观察颌骨的形态结构,排除病变,而且能清晰地显示整个牙列和牙齿的情况,还能了解髁突形状、大小和位置以及对称性等,特别要注意下颌管、下颌孔和颏孔的位置和走行。全景片应带入手术室供医生在术中随时查看。

三、术前正畸治疗与准备

通过临床检查与影像学分析,就能弄清患者畸形所在部位[上颌或(和)下颌]、性质(牙性或骨性)及严重程度,从而明确诊断。随后与口腔正畸医生一起制定治疗方案。除某些不涉及咬合改变的面部轮廓整形手术外,绝大多数由于颌骨发育异常引起的颌面畸形在手术前都需要进行术前正畸治疗(pre-surgical orthodontic treatment)。

▌术前正畸治疗

正畸治疗是一个比较漫长的过程,也给患者带来不便。那为什么需要进行正畸呢?这是因为:

上下牙列位于上下颌骨,一方面骨骼大小与位置的发育异常将导致牙齿排列与上下牙弓关系的失调;另一方面,由于人体固有的代偿机制,颌骨畸形患者的咬合关系要发生代偿性改变。例如,下颌发育过度患者的上前牙要发生唇侧倾斜而下前牙要发生舌侧倾斜,以适应前牙咬合的需要(图 3-9)。如果不进行术前正畸就采取手术矫正,那可能出现的后果是:①术后咬合关系不稳定,容易导致畸形复发甚至产生新的畸形,例如面部中线不正等;②因为牙代偿与𬌗干扰存在,限制了颌骨的准确移动与复位,从而影响手术效果与容貌的改善;③遗留的牙齿拥挤错位、早接触与开𬌗等咬合问题除影响美观与功能外,还可能诱发颞下颌关节紊乱病。因此,术前正畸十分重要,单纯手术难以获取功能和形态都满意的稳定治疗效果。

术前正畸的目的不是用正畸手段来矫正畸形,而是为施行正颌手术做准备,因此其矫治原则与一般的正畸治疗并不一样,这需要有经验的口腔正畸医师来完成。主要措施与目标如下:

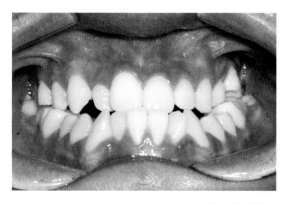
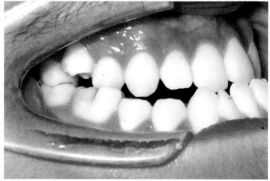

图 3-9 下颌前突患者的下切牙出现代偿性舌倾

1. 通过竖直牙长轴、扩弓甚至拔牙等方法去除牙代偿，排齐牙列，恢复正常牙-骨对应关系。

2. 拓展牙间间隙，分开牙根，便于颌骨切开术的顺利进行。

3. 矫正异常𬌗曲线，协调上下牙弓宽度，消除𬌗干扰。

4. 建立正常稳定的前后牙咬合关系，防止畸形复发。

在术前正畸过程中，应多次获取石膏研究模型，并将模型置于术后颌骨预期位置上，观察上下牙弓长宽高关系是否协调、牙齿位置与接触关系、覆𬌗覆盖情况以及有无𬌗干扰等。

模拟手术设计与疗效预测

正颌外科是通过对颌骨切开、移动和重新固定来恢复正常的牙-颌骨位置关系。因此，需

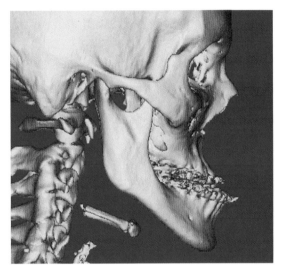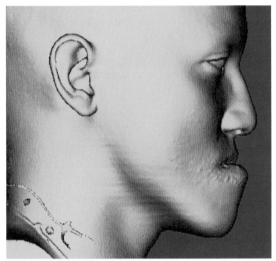
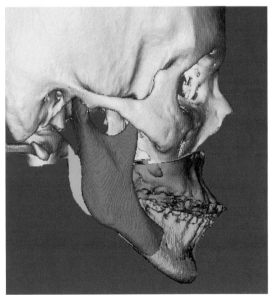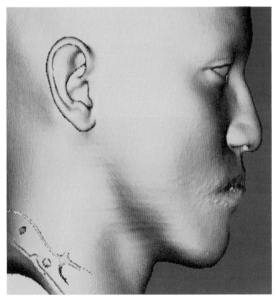

图3-10 计算机模拟手术设计与预测（Surgicase CFM software）

要在手术前就切开部位、牙骨块移动方向和距离进行精确的设计,并预测出患者可能的面形变化,这个过程称为 VTO(visual treatment objective)分析法。

VTO 分析过去是用手工方式通过头影测量描迹图的剪裁拼对与预测来完成的,计算机辅助设计与预测系统目前已逐渐取代了传统分析手段,具备快速、准确与简便的优点,并有利于临床教学与培训(图 3-10)。

模型外科分析

模型外科(model surgery)是对转移到𬌗架上的骨性错𬌗患者的石膏牙颌模型进行移动、切割和拼对,以确保患者在手术后拥有稳定咬合关系和功能的一种排列试验和分析技术,它是正颌外科治疗计划制订过程中必不可少的一个预测手段(图 3-11)。模型外科分析一方面可以确保建立正常稳定的咬合关系,另一方面是在此基础上制作𬌗导板(occlusal splint or surgical wafer),以帮助外科医生在手术中将切开的牙-骨块正确就位(图 3-12)。

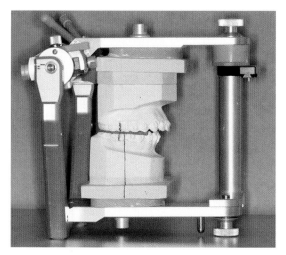
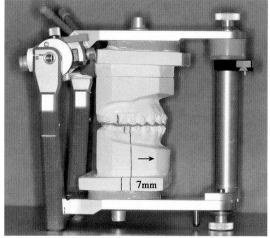

图 3-11 下颌前徙的模型外科分析

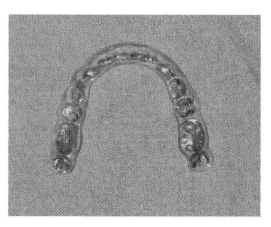
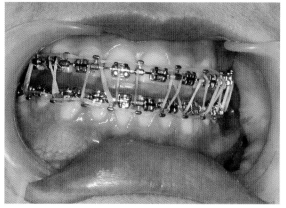

图 3-12 𬌗导板及其使用情形

对已完成术前正畸的病例,要仔细检查锁槽是否松动、脱落,固定装置及𬌗导板是否合适。要备好直径为1/8或3/16英寸的若干橡皮圈以供术中颌间固定用,对拟作坚固内固定的患者应预先选好合适型号的钛板和螺钉。

临床研究表明只有在完成术前正畸治疗的患者才能获取容貌与咬合俱佳的稳定效果(图3-13)。对术后患者,还应经过一段时间的术后正畸治疗(post-surgical orthodontic treatment)以进一步精细调整牙𬌗位置关系并稳定手术效果。

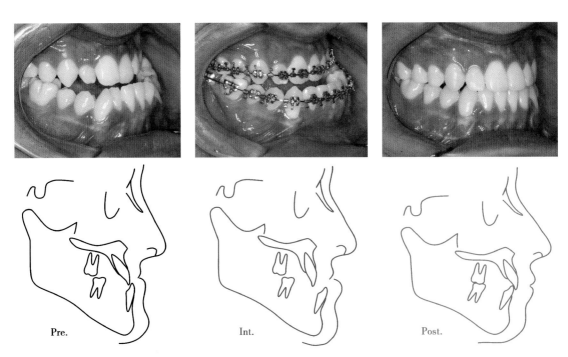

图 3-13　下颌前突矫治前后咬合及侧貌变化
Pre. 治疗前;Int. 正畸去代偿中;Post. 治疗后

其他术前准备

术前12小时禁食,注意头面部清洁卫生与备皮,并进行抗生素的药敏试验。所有患者或其家属都应在术前签署手术及麻醉知情同意书。估计手术中失血较多时,须做好输血准备。一般采用传统异体供血方式应提前抽取患者的血样,以供配血试验。对于手术时间较长(>3小时)的患者,建议进行术前导尿,对颌面整形患者应该拍摄颜面部正位、侧位及斜侧位像以及口内正、侧位咬合像,用于资料的记录和治疗前后的对比。

第四章

麻醉与术后监护

颌面骨骼畸形矫正手术多经口腔入路完成,术中需要观察上下牙咬合情况,加之视野受限、组织肿胀及血性分泌物容易阻塞气道等不利因素的影响。因此,这类手术应在经鼻腔气管内插管、静脉注射-吸入复合全身麻醉下施行。

一、全身麻醉的注意事项

颌面骨骼整形的全身麻醉与其他头颈外科手术类似,但也有特别需要注意的地方。

麻醉禁忌证

患者多为青壮年,对手术及麻醉的耐受性较好。但有严重全身重要器官(心肺与肝肾等)功能障碍者不能实施全麻,孕期及经期妇女等也暂不考虑。已知对吸入麻醉药过敏或者怀疑恶性高热的遗传易感为这类手术绝对禁忌证。

恶性高热以先天性疾病如特发性脊柱侧弯、斜视、上睑下垂、脐疝、腹股沟疝等多见。据国外报道,成人发病率为 1/50 000,男性多于女性。据国内文献报道恶性高热死亡率为 74% 左右。

应详细询问病史,特别注意有无肌肉病、麻醉后高热、咬肌痉挛等个人及家族史;对可疑患者,应尽可能地通过术前肌肉活检进行咖啡因氟烷收缩试验明确诊断。

麻醉前用药

给予适当的麻醉前药物有助于缓解患者的紧张、忧虑情绪及抑制唾液分泌等。依据患者的具体情况给予不同的药物组合,华西口腔医院常用的麻醉前用药是鲁米那钠和东莨菪碱(或阿托品),一般在麻醉前 30 分钟左右经肌肉或皮下注射。

体位

体位安置应遵循有利麻醉和手术顺利实施以及保护患者术中免受意外伤害的原则。手术台应铺垫柔软的垫子,患者四肢关节、手指和腕关节均应处于半屈曲的自然松弛状态,头部置于可以限制其摆动的塑形枕头上,整个身体呈 10°～15°头高脚低位。

诱导麻醉药

麻醉诱导用药应在较短时间内使患者达到良好的镇静和镇痛状态,同时避免在插管时呛咳、呕吐与血压升高。华西口腔医院目前通常采用异丙酚(镇静)、芬太尼(镇痛)加维库溴铵(肌肉松弛剂)组合进行诱导,用药剂量是根据体重计算确定。

气管导管的选择

在插管过程中,可借助直接喉镜或光纤镜。在管子经过鼻腔、咽后壁、会厌部、声门等处时,切忌粗暴操作,防止组织或器官损伤。插管后,检查导管口的气流并听诊肺部,确认插管位于气管内,将 cuff 气囊充气固定,同时,外端亦用胶带妥善固定,以防止术中改变头位及手术操作导致管子从气管内脱出。为避免干扰手术,最好用 RAE(Ring-Adair-Elwyn)气管导管,其后端呈 U 形弯向额部,借 Y 形管连接到麻醉机。这种形状的管子不会干扰术者操作,还可减少对鼻翼的牵拉与损伤(图 4-1)。

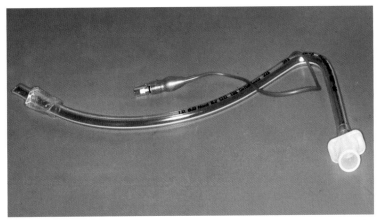

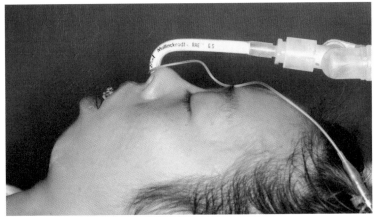

图 4-1　经鼻腔 RAE 气管插管麻醉

麻醉维持用药

采用静脉注射-吸入复合方式维持,确保手术在深度适宜和平稳的麻醉平台下进行。目前我们常用的吸入性麻醉剂为七氟烷或异氟烷,同时静脉持续泵注瑞芬太尼或者静脉间断(根据具体情况间隔1~2小时)推注舒芬太尼进行维持。无论使用何种药物,其首剂量应保证提供适宜的麻醉深度并防止血压升高,然后通过持续追加维持剂量平稳度过整个手术过程。

皮质类固醇激素

在颌骨手术中及手术后使用肾上腺素皮质激素类药物,以减轻患者局部水肿并改善呼吸道通畅情况。术中可一次性静脉给予地塞米松10mg,手术结束后数小时再追加10~15mg。

排尿

预计手术时间超过3小时,为防止尿潴留应行术前导尿。术中的尿量检测可以反映患者的体液容量和肾脏灌注情况,术中排尿量应维持不少于$0.5~1.0ml/(kg \cdot h)$。

邻近器官保护

整个手术过程中,应避免不当操作对患者造成意外损伤,尤其是眼睛和口唇皮肤等。无论是术前消毒、术中操作,还是器械或术者与助手手臂无意地长时间压迫,都可能对眼部造成伤害。术前消毒应选用刺激性小的消毒剂如氯己定溶液或聚烯吡酮-碘附,切勿浸入眼内。也可用抗生素眼膏涂抹并盖上眼贴以保护眼睛。

另外,要特别注意鼻腔插管对鼻翼的过度牵拉或长时间压迫,可能导致受累部位损伤甚至皮肤坏死。口唇可涂抹金霉素眼膏,防止干裂与拉伤。

控制降压麻醉

利用药物或(和)麻醉技术使动脉血压下降并控制在一定水平,以利于手术操作、减少手术失血或改善血流动力学的方法,称为控制性降压麻醉。

由于口腔颌面部血供丰富,加之骨切开创面的渗血等,一般应采用控制降压麻醉技术将患者的收缩压降至$10~12kPa(75~85mmHg)$,其主要优点是显著减少出血量,降低手术风险,并使视野清晰,缩短时间及提高手术的精确性。

麻醉医师可根据自身经验选择降压药物。麻醉开始后,给予降压药物的时间亦因其起效时间长短和手术方式而异。过去,一般采用硝酸甘油或硝普钠静脉缓慢滴注进行控制降压。前者会导致心动过速;后者要避光,大剂量或较长时间使用,还可能发生硫氰酸中毒。由于新一代吸入性麻醉药有扩血管的作用,因此通过持续吸入七氟烷加静脉泵注瑞芬太尼就可以达到控制降压麻醉的效果。将患者术前血压降低30%是比较安全的,降低太多有可能引起肾、脑等重要器官血流灌注不足。因此,控制降压麻醉要求麻醉师具有良好的临床评判和观察能力,并且装备精良的监控系统(图4-2)。

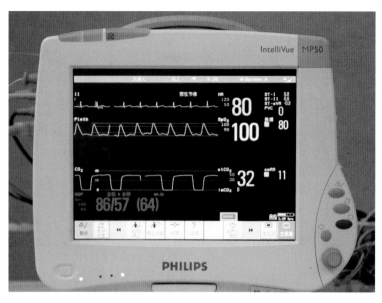

图 4-2 生命体征监测仪

术中补液与输血

正常人的血容量约占其体重的 6% ~ 7%。在手术中,应该建立静脉通道,通过持续滴注生理盐水、乳酸钠林格液或血浆代用品来维持循环容量以及正常血压和心率。正常人可耐受的失血量受术前血红蛋白水平和心肺功能影响,最多可达总血量 20% 而无需输血。以体重 60kg 的成人为例,其血容量约为 4000ml,术中可耐受失血极量为 4000×20% = 800ml。如果预计失血量较多而必须输血时,可以在失血量达到血容量的 15% 左右开始输血。

二、术后监护与处理要点

在术后复苏期间,患者处于较虚弱状态,许多并发症都可能发生在这一阶段。正颌外科术后可能出现的情况包括:气管内插管暂时不能拔出,口底及面颈部广泛肿胀,呼吸困难,大量失血,生命体征不稳定以及排尿量不足等。其中对患者呼吸道的管理尤为重要,因而其复苏过程应在配备了全面监护和抢救设备,并由经专门训练的护理人员提供强化护理的监护室(intensive care unit,ICU)内度过。

呼吸道管理

送离手术室前,根据患者意识恢复程度和保护性反射水平决定是否拔除气管内插管。对于那些保留气管内插管的患者,则应待其意识清醒并且保护性反射恢复术前水平后方可拔管。对口腔内有出血者,更应待出血得到完全控制后才能拔管。

由于正颌手术往往涉及上颌窦或伤及鼻腔黏膜,麻醉插管造成的喉、气管黏膜损伤,以及骨切开断端处无法完全止血造成术区组织水肿或血肿,加之部分患者术后需行颌间结扎固定,其通气道腔隙进一步减小,发生呼吸道梗阻的危险性较其他手术为高。因此,在拔管时以及拔管后都应给予严密监护。手术后头面颈部敷料包扎不能太紧,否则可致呼吸不畅。这类患者术后的另一特点是口鼻腔及创口分泌物积聚。因此,应保持头部抬高 20°~30°体位,并在床旁准备负压吸引器,定时抽吸清理。对施行了颌间结扎固定的患者,监护人员应准备好剪刀和钢丝钳,以备紧急情况下打开颌间结扎,清理分泌物并维持气道畅通。床旁还应备气管切开手术器械,一旦发生呼吸道阻塞症状,应及时查明原因,迅速进行针对性处理。

鼻咽通气道

鼻咽通气管由柔软的塑胶材料制成,适用于手术后或拔管后仍处于镇静状态的患者。将鼻咽通气道由鼻腔经舌根后方置于会厌上方水平,从而维持鼻腔通气道间隙,防止鼻腔黏膜水肿,压迫鼻腔内的小出血点,并可有效地防止舌根后坠(图 4-3)。通过鼻咽通气道更容易抽吸位于咽部的分泌物,由于其材质柔软,多数患者都能耐受。因为其孔道易于堵塞,应尽量选择大口径的鼻腔通气道,并经常抽吸以保持其通畅。鼻咽通气道保留时间过长会给患者带来不适,反而刺激分泌物增多,一般在术后 4 小时左右拔除。拔除后可间断用麻黄碱滴鼻,缓解鼻腔黏膜充血水肿,保持呼吸通畅。

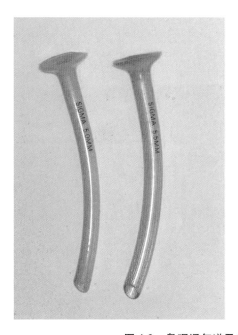
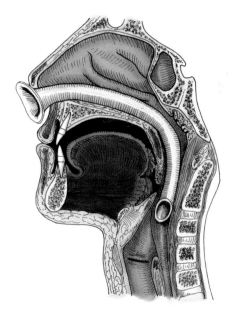

图 4-3　鼻咽通气道及其与鼻咽腔的解剖关系

口腔清洁

口腔内手术使得口腔自洁能力大幅下降。食物残渣、血痂和分泌物堆积,影响口内切口的愈合,甚至导致创口裂开。

口腔清洁护理一般于术后 48 小时开始,可以使用注射器或专门的灌洗装置,常用 1% 过氧化氢溶液和生理盐水交替冲洗。也可使用商品化的口腔含漱剂,但含有氯己定类药物的含漱剂不宜长期使用,否则可能引起口腔内菌群失调以及牙齿和黏膜黑染。

补液支持及预防感染

术后按医学常规进行补液支持治疗。成人每天需要水 30~50ml/kg(相当于 2500ml),注意先晶体后胶体、先盐后糖、先快后慢的补液原则,特别注意电解质与葡萄糖的补充,进食不好或体质虚弱者可补充氨基酸、维生素及脂肪乳。

由于患者口腔内伤口或者实施了颌间结扎,可采取安置鼻饲胃管或口内管喂的方式进流质饮食。术后使用抗生素预防感染与补液支持同时进行,多使用广谱抗生素,用药时间一般不超过一周。

术后功能康复训练

在拆线后或解除颌间结扎后,要注重口腔功能的康复训练,防止张口受限。应该遵循强度和频率循序渐进的原则进行,尽早恢复口颌系统的生理功能。

解除颌间结扎后,患者的张口受限通常较为严重,此时应缓慢进行主动张闭口训练。每天训练 3~4 次,每次 2~3 分钟,每次以咀嚼肌肉略感酸胀为度。当张口度基本恢复后可开始进行下颌前伸与侧方运动的训练。在施行主动张闭口训练的间隙,用示指勾住下颌切牙拉下颌向下进行被动张口训练。被动侧方运动是将一只手置于一侧下颌体侧面,用力推下颌向对侧运动,左右交替进行。也可用开口器协助患者进行被动开口训练(图 4-4)。

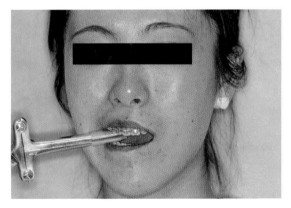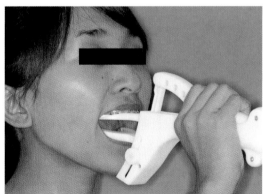

图 4-4 张口训练时的情形

第五章

颌骨手术应用解剖

上颌骨、下颌骨和颧骨是颌面部的主要骨骼支架,其中除下颌骨和犁骨外,上颌骨、颧骨、鼻骨、泪骨、腭骨及下鼻甲均为左右成对(图5-1、5-2)。本章简要介绍构成颜面部轮廓支架的3个主要骨骼,即上颌骨、颧骨与下颌骨的局部应用解剖。

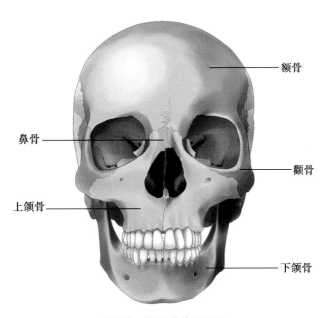

图5-1　颅面骨骼正面观

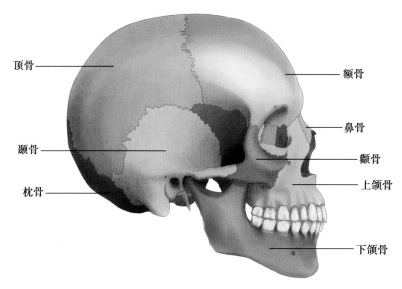

图 5-2　颅面骨骼侧面观

一、上　颌　骨

上颌骨(maxilla)左右成对,是构成面中部最大的骨骼。上颌骨上内方与额骨和鼻骨相连,上外方与颧骨相连,后面与翼突相连,内侧与对侧的上颌骨相连。此外,还与泪骨、筛骨、犁骨、下鼻甲和腭骨相连,分别形成眶底、鼻底、鼻侧壁以及口腔顶。上颌骨解剖形态不规则,大致分为一体(上颌体)四突(额突、颧突、腭突及牙槽突)。

外形结构

1. 前外面(图5-3)　上界为眶下缘,内界为鼻切迹,后界借颧牙槽嵴与后面分界。眶下缘下方5~7mm处有眶下孔,有眶下神经血管通过。梨状孔边缘(鼻切迹)及颧牙槽嵴附近的骨质相对较致密。

2. 上面　又称眶面,呈三角形,构成眶底,自后外向前内有眶下沟、眶下管经过,为眶下神经血管的通路。

3. 内面(图5-4)　又称鼻面,构成上颌窦的内侧壁,参与鼻腔外侧壁的构成。上有中鼻甲、下鼻甲附着,其间有不规则的上颌窦裂孔,此孔的前方为通向下鼻道的泪沟,它与下鼻甲的泪突和泪骨共同围绕成骨性鼻泪管。鼻泪管始于泪囊,走行于骨性鼻泪管内,出骨性鼻泪管后,导管继续走行2~5mm开口于下鼻甲骨下方的下鼻道。Le Fort I 型骨切开线位于鼻泪管下鼻道开口的下方。上颌窦开口的后方,有由上颌骨翼腭沟与腭骨垂直板合成的翼腭管(长约31mm),其走行方向由后上斜向前下,管内有腭降动脉及腭神经通过。翼腭管的下份在翼上颌连接稍前方,在离断上颌结节与翼板的连接时,应避免损伤腭降动脉。

4. 后面　又称颞下面,位于上颌骨颧突之后,构成颞下窝的前壁和翼腭窝的前壁。其中部有数个小孔,称齿槽孔,向下有上牙槽后血管神经进入上颌窦后壁的齿槽管,上牙槽后血管是供应上颌后部的重要营养血管之一。此面后下份骨质呈圆结节状,称为上颌结节。

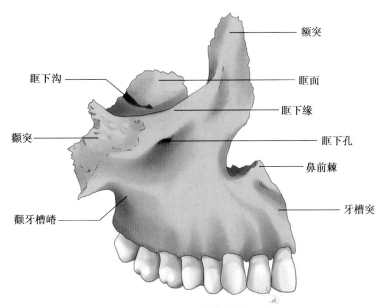

图 5-3 上颌骨前外侧面

额突

眶下沟

眶面

眶下缘

颧突

眶下孔

鼻前棘

牙槽突

颧牙槽嵴

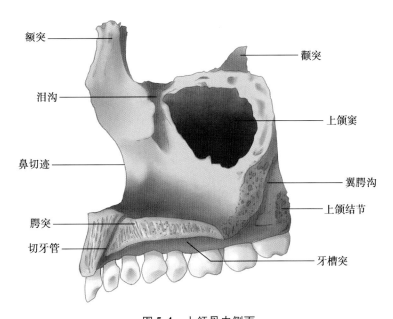

图 5-4 上颌骨内侧面

额突

颧突

泪沟

上颌窦

鼻切迹

翼腭沟

上颌结节

腭突

切牙管

牙槽突

上颌骨后面的下份与蝶骨翼突相连,称翼上颌连接。上颌骨与翼突分离后,后退上颌骨的距离有限。如果用 Le Fort Ⅰ 型骨切开术后退上颌,可在下降折断上颌骨后,在上颌结节处、腭降动脉的后方截除部分骨质。

5. 上颌窦 上颌体内含有上颌窦,在成人上颌窦几乎占据了全部上颌体,以至于只有很薄的一层骨壁在上颌骨的外面。多数上颌手术需切开上颌窦,创口能顺利愈合。

翼腭窝

上颌骨后上份与翼外板之间有一裂隙,称翼上颌裂。上颌骨血供主要来自从颈外动脉发出的上颌动脉(又称颌内动脉),它经翼上颌裂进入翼腭窝,进入翼腭窝之前发出上牙槽后动脉,进入后再分支为眶下动脉、腭降动脉及蝶腭动脉(图5-5)。上颌动脉在翼腭窝内距翼上颌连接上端约10mm,翼上颌连接的高度约为14.6mm。离断翼上颌连接时,必须在上颌动脉的下方离断,并保持一定的安全距离(5mm左右)。

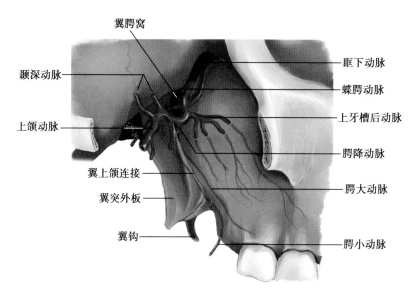

图 5-5 翼腭窝及重要血管分支

二、颧 骨

颧骨(zygomatic bone)是颜面部中 1/3 宽度的主要骨性支架,在外形上可分为一体三突

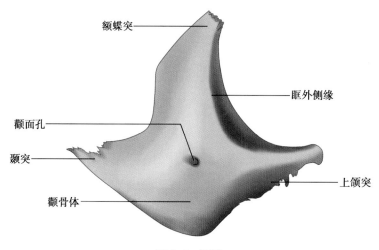

图 5-6 颧骨

（图 5-6）。3 个突起除了上颌突较厚实外，额蝶突和颞突均为薄骨板并与邻骨以缝隙连接。颧骨颞突向后与颞骨颧突以缝隙（颧颞缝）嵌合相连形成颧弓（zygomatic arch）（图 5-7）。

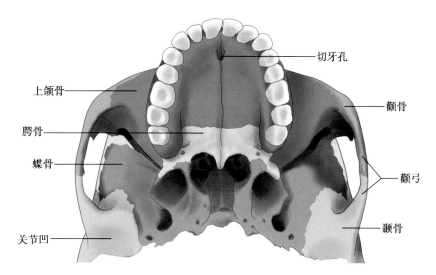

图 5-7　颧弓及其毗邻骨

颧骨体呈"拱形"的曲瓦状，拱形的凸面朝向前外侧，其中部有一个骨性的丘状隆起称为"颧结节"，拱形的凹面形成颞窝和颞下窝的外壁。颧骨及其突起构成的颜面支撑为一曲面，曲度越大，则颜面中部向前外突起的感觉越明显。颧骨体的厚度在男性大约为 13mm，女性为 11mm。因此，在行颧骨磨削术时，颧骨体部最大去骨量不能超过 5mm。

三、下 颌 骨

下颌骨（mandible）是面下份轮廓的骨性支架，水平部称为下颌体，垂直部称为下颌支。下颌体下缘与下颌支后缘相连接的转角处称为下颌角。由于两侧髁突参与构成颞下颌关节，也使得下颌骨成为颌面诸骨中唯一能动者。

▍外形

1. 下颌体（图 5-8、5-9）　两侧下颌体在正中有一直嵴称为正中联合或下颌联合。在正中联合两侧近下颌下缘处，左右各有一隆起称为颏结节，这是人类下颌骨的特有标志。颏孔通常位于第一、二前磨牙之间的根尖下方，在牙槽嵴顶与下颌骨下缘之间，孔内有颏神经血管束穿出。在行下颌前方根尖下骨前切开术及颏成形术时，应保护好颏神经。

2. 下颌支（图 5-8、5-9）　下颌支（mandibular ramus）又称下颌升支，为一个几乎垂直于下颌体的长方形骨板，其厚度个体差异较大。升支外侧面上部光滑，下部粗糙，称咬肌粗隆，在中部相对内侧下颌孔处，常有不明显骨性突起（约 70% 人群可见），称下颌支外侧隆突或对下颌小舌隆突。该隆突相应位于下颌孔前或后 4.7mm。在行下颌支垂直骨切开术时，多以此隆突为重要标志，在其后方（至少 5mm）进行骨切开以避免损伤下牙槽神经血管束。从内面观，下

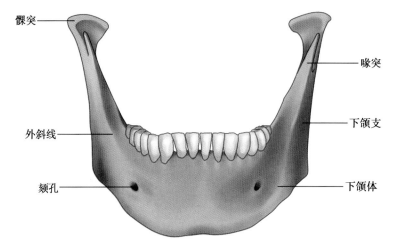

图 5-8 下颌骨正面观

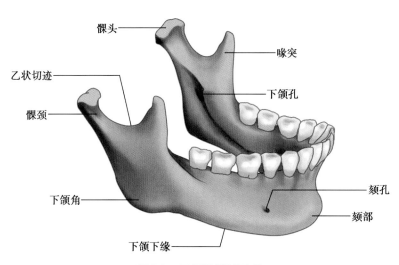

图 5-9 下颌骨斜侧面观

颌支中央稍偏向上方处有下颌孔,呈漏斗形,朝后上方开口。成年男性下颌孔约相当于下颌磨牙的殆平面,女性及儿童位置稍低。下颌孔前方有一个薄锐的三角形小骨片,称下颌小舌,为蝶下颌韧带附着处。下颌孔的后上方有下颌神经沟,下牙槽神经血管束通过此沟进入下颌孔。下颌孔与下颌支后缘的距离存在个体差异,成人一般为 12~16mm。华西口腔医院通过测量105 具中国成年人头颅骨标本,结果显示下颌孔后缘至升支后缘的水平距离平均为 13.6mm,最小距离为 10.1mm。因此,在行下颌支垂直骨切开术时,在下颌支后缘以内 8~9mm 进行骨切开比较安全。下颌支后缘与下颌体下缘相接处形成下颌角(mandibular angle),其正常开张度约为 120°。

有研究表明,下颌支前后向的距离平均为 30.5mm;而下颌孔距离下颌升支前缘平均为19.7mm。因此,下颌孔多位于下颌升支前缘向后约 2/3 处。下颌孔位置存在个体差异,术前应仔细研读颌骨全景片,观察下颌孔的确切位置。

下颌支在下颌小舌及其后部最厚,在前方和上方较薄。在升支上端接近乙状切迹处,其内外皮质骨多发生融合,其间无髓质骨。因此,下颌支矢状劈开术的水平骨切口位置稍高于下颌小舌即可,过高可能造成避开困难或意外骨折。

3. 髁突与喙突(图5-8、5-9)　髁突(condyle)分髁头与髁颈两部。髁头上为关节面,髁突下部缩小部分称为髁突颈,是一个薄弱部位。喙突与髁突之间借乙状切迹相连,切迹内有嚼肌血管和神经通过。髁突是下颌骨的主要生长区,儿童时期的髁突损伤合并关节强直,将导致成年后严重的下颌发育不足畸形。喙突为下颌支上方前端突起,呈扁平三角形,有颞肌附着。

内部结构

下颌孔向前下进入下颌管,此管在松质骨中走行,管壁由皮质骨形成。在下颌支内,下颌管行向前下,于下颌体内侧几乎水平向前,在前端与颏孔相连(图5-10)。下牙槽神经血管束走行于下颌管内,沿途发出分支至各个牙槽窝及牙槽骨。

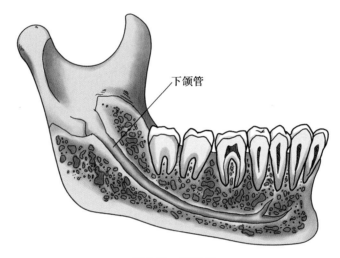

下颌管

图5-10　下颌管

下颌管从下颌孔至下颌第一磨牙的位置具有如下规律:①下颌管距舌侧骨板较颊侧骨板为近;②下颌管距升支前缘较后缘为近(除下颌孔及其下方1~2mm外);③下颌管距下颌下缘较牙槽嵴为近。有人对下颌骨外侧骨皮质距离下颌管的水平距离进行了测量,结果显示:在第三磨牙处的平均距离为1.7mm,第二磨牙平均距离为3.6mm,而在第一磨牙处的平均距离为4.1mm。为此后来的临床学者对Obwegeser早期报道的下颌支矢状劈开术进行了改良,将垂直骨切口向近中移至第二磨牙甚至第一磨牙区域。这种设计不仅增加了近远中骨段的接触面积,而且距离下牙槽神经血管束相对较远,减少损伤几率。

主要附着肌肉

下颌骨有强大的咀嚼肌附着,主要为咬肌、颞肌、翼内肌与翼外肌(图5-11)。

1. 咬肌　又称为嚼肌,为呈四边形的厚实肌肉,可分为浅、中、深三层。浅层最大,起于上颌骨颧突颧弓下缘前2/3,行向下后止于下颌角和下颌支外面的下半部。中层起于颧弓前2/3的深面及后1/3下缘,止于下颌支中份。深层起于颧弓深面,止于下颌支的上部和喙突。对咬

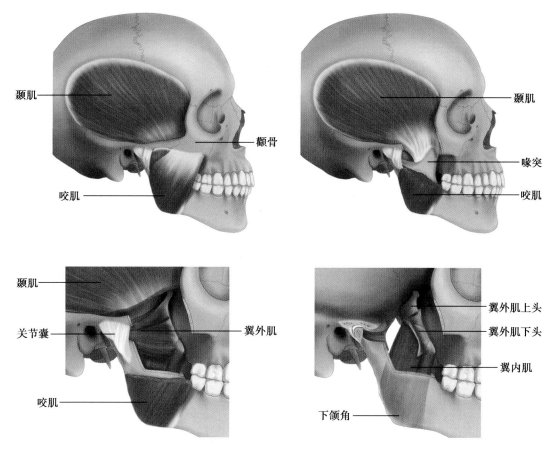

图 5-11　附着于颌骨的咀嚼肌群

肌重度肥大伴下颌角突出的患者,需要切除部分咬肌,通常切除紧贴下颌支外侧面的部分浅层和中层咬肌纤维。

2. 颞肌　呈扁形,起于颞窝和颞深筋膜的深面,肌束下行聚成扁状肌腱经颧弓深面止于喙突和下颌支前缘。当用下颌支垂直骨切开术后退下颌超过 10mm 时,常需切断喙突或改为倒 L 形骨切开术,避免颞肌的阻碍或由此导致的复发。

3. 翼内肌　呈四边形,位于下颌支内侧。起于翼外板内面和腭骨锥突和上颌结节,止于下颌角内面及下颌支内侧下部。在行下颌支垂直骨切开术时,不要对翼内肌行过多剥离,翼内肌附着不仅有利于骨块的血供,而且有助于髁突位置的稳定。

4. 翼外肌　位于颞下窝,有上下两头,上头附着于关节盘与关节囊前端,下头附着于髁突颈部的关节翼肌窝。主要作用是牵引髁突向前,使下颌前伸并下降。在下颌支垂直骨切开术后,由于附着于近心骨段翼外肌向前下的牵引作用,使髁突向前下轻度移位,从而可治疗颞下颌关节紊乱病。

通过手术切开并移动下颌骨的同时,也改变了附着在骨面上肌肉的长度与方向;术中剥离肌肉附着及手术本身对肌肉的创伤可以造成肌纤维挛缩,导致下颌运动功能障碍,尤其是张口受限。因此,术后进行口颌系统的功能训练十分重要。

四、颌骨血供特点

上下颌骨有着丰富的血供网络。颌骨血液供应主要由颈外动脉的分支提供,其中上颌动脉供应了上下颌骨的大部分血液(图5-12)。上颌血供丰富,上颌动脉的分支如上牙槽后动脉、眶下动脉、蝶腭动脉和腭降动脉,均为上颌骨提供血液和营养支持。上颌骨前面有眶下动脉及其分支供血,后外侧有上牙槽后动脉供血;腭侧有腭降动脉供血,而内侧有蝶腭动脉的分支供血。上颌骨皮质骨薄,骨质较疏松,表面有许多滋养血管孔。上颌骨的血供方式既有上述动脉经滋养孔进入骨髓内的离心性血供,也有这些动脉在颌周软组织内形成的广泛吻合网提供的向心性血供。

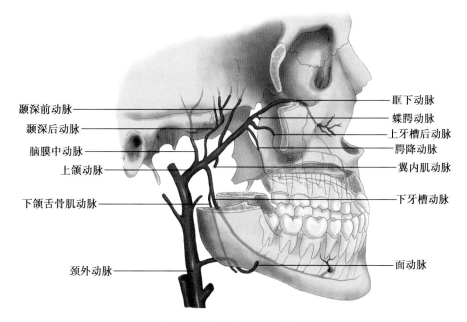

图5-12 上下颌骨主要由上颌动脉供血(仿 Bell)

上颌动脉的另一分支——下牙槽动脉是下颌骨的主要供血动脉。下颌骨的体部、下颌角和升支前下缘由下牙槽动脉提供离心性血供;髁突、喙突及升支还有来自上颌动脉分至翼外肌、颞肌和咬肌、翼内肌的营养血管供应;而下颌颈部还有来自于舌动脉分支——舌下动脉和面动脉分支——颏下动脉以及下唇动脉的穿支末梢供应。因此,下颌骨不仅有来自下牙槽动脉的离心性血供,尚有来自这些动脉在下颌骨内外侧软组织内形成的广泛吻合网络提供的向心性血供。

颌骨的血供既有来自骨髓内的离心性血供,又有来自骨膜软组织的向心性血供。颌面骨骼的皮质骨较薄,松质骨较疏松,颌骨骨髓与牙髓、牙周膜、黏骨膜及颌周肌肉软组织附着之间有着广泛的血管吻合与交通,因而颌骨的供血途径和血流量均非常丰富(图5-13)。正常情况下,颌骨的离心性血供与向心性血供间保持着动态平衡,离心性血供起主要作用,这在下颌骨尤为明显。一旦骨皮质内外侧的血流动力平衡被打破,颌骨的这种血供方式会发生逆转。颌骨切开术截断了骨髓来源的离心性血供,导致被移动牙骨块的骨髓离心性血流动力压急剧下降,动脉血流总是从高压侧流向低压侧,因此来自于颌骨周围软组织的向心性血供将代偿性向失去离心性供血的牙骨块供血,从而保证移动牙骨块有足够的营养支持,这种血流动力学变化特点是移动骨块能重新愈合及牙髓活力能正常维持的生物学基础。

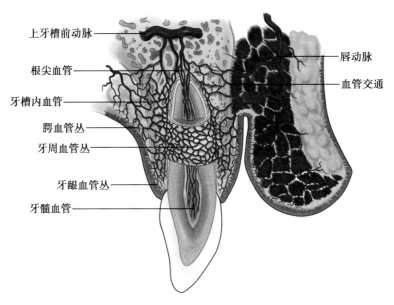

上牙槽前动脉
根尖血管
牙槽内血管
腭血管丛
牙周血管丛
牙龈血管丛
牙髓血管

唇动脉
血管交通

图 5-13 离心与向心性血供示意图(仿 Bell)

正颌手术实际上是通过牙-骨复合体的带蒂移植实现的,所带的软组织是移位后的牙骨组织块存活的主要血供来源。因此,在手术设计与实施过程中必须注意牙骨块附着软组织蒂的大小及其完整性,以免牙与颌骨坏死的发生。

(注:本章部分解剖图取自 THIEME Altas of Anatomy, Head and Neuroanatomy)

第六章

Le Fort Ⅰ型骨切开术

1901年,法国人Rene Le Fort根据面中份骨骼的薄弱区域及容易发生骨折的部位,将上颌骨及面中份骨折分为Le Fort Ⅰ、Ⅱ和Ⅲ型。以后,根据这三种骨折线的位置与走向进行骨切开用以矫治面中份畸形的手术分别被称为Le Fort Ⅰ、Ⅱ和Ⅲ型骨切开术,其中以Le Fort Ⅰ型骨切开术(Le Fort Ⅰ osteotomy)最为常用(图6-1)。

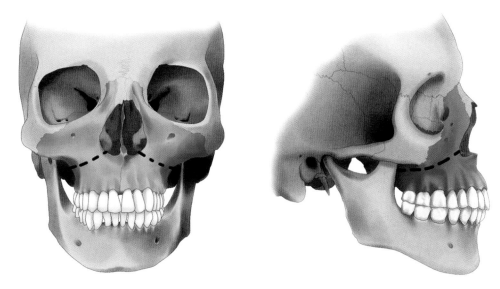

图6-1　Le Fort Ⅰ型骨切开线

一、适应证与术前准备

适应证

1. 上颌三维方向发育不足或过度。
2. 上颌𬌗平面倾斜。
在临床上,Le Fort Ⅰ型骨切开术多与下颌手术配合用来矫治双颌畸形。

39

术前准备

1. 术前正畸治疗去除牙代偿,排齐牙列,协调牙弓宽度。
2. 模型外科制作殆导板。
3. 常规体检,做好输血与导尿的准备。

二、手术方法与步骤

手术方法

基本按 Le Fort Ⅰ型骨折线的走向与位置,在根尖上方将上颌骨各壁与鼻中隔横向切开,以腭侧黏骨膜为蒂将带牙列的上颌骨块移动到一个新的位置固定来达到矫治目的。有时候需要将切开的上颌骨分成几块以满足手术要求(图 6-2),称之为 Le Fort Ⅰ型分段骨切开术(Le Fort Ⅰ segmental osteotomy)。

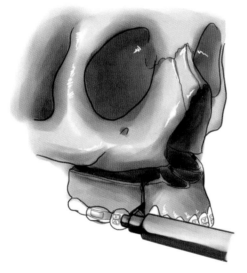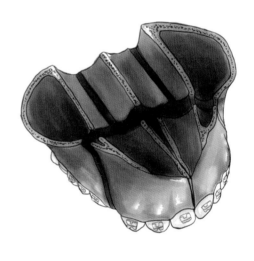

图 6-2 Le Fort Ⅰ型分段骨切开术

手术步骤

1. 切开与显露 在两侧上颌第二磨牙之间的唇颊侧黏膜下注入适量含血管收缩剂(1/30万的肾上腺素)的生理盐水,在唇颊沟黏膜转折处上方 8～10mm 处做横切口,逐层切开软组织至骨面。在骨膜下剥离暴露上颌骨的前、外侧壁,由梨状孔边缘向内剥离鼻腔外侧壁及鼻底黏骨膜并剪断鼻中隔连接(图 6-3、6-4)。

2. 上颌窦前外侧壁的骨切开 用往复锯,从梨状孔边缘至上颌翼突连接部切开上颌窦的前外侧骨壁。此截骨线的走向是从梨状孔边缘下鼻甲的下方,向后略斜向下,通过颧牙槽嵴至磨牙根尖上方 6～8mm 达翼上颌连接。上颌窦外侧壁后份可用骨刀协助凿开(图 6-5、6-6)。

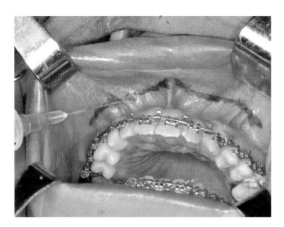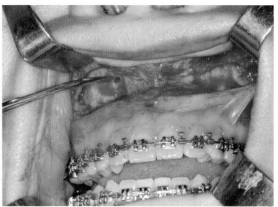

图 6-3　切开与显露

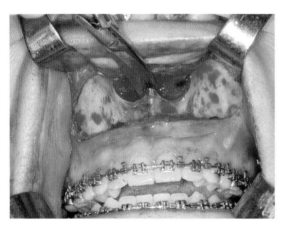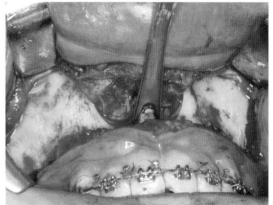

图 6-4　剪断或凿断鼻中隔连接

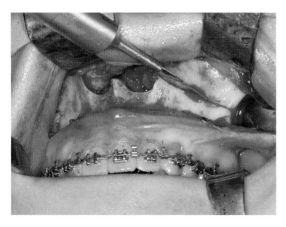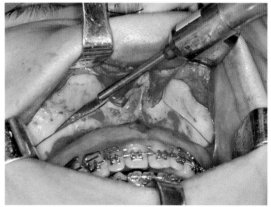

图 6-5　用往复锯切开上颌窦前外侧壁

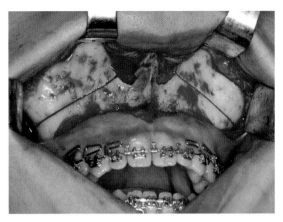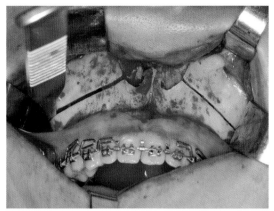

图 6-6　凿开上颌窦外侧后部骨壁

3. 上颌窦内侧壁的凿开　保护好鼻底黏膜,用专门骨刀从梨状孔边缘的骨切口插入,轻轻敲击逐步凿开上颌窦内侧骨壁。当骨刀到达腭骨垂直板时,敲击的声音会突然变实,阻力也陡然增大,这时候应停止凿入,以免损伤位于上颌窦后壁与内壁交界处的腭降动脉(图 6-7)。

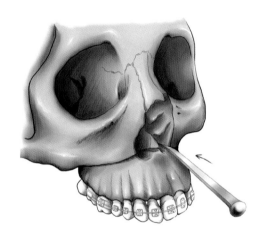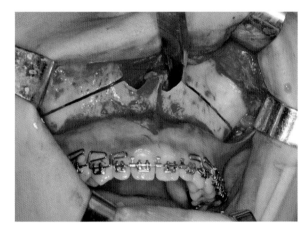

图 6-7　凿开上颌窦内侧骨壁

4. 离断翼上颌连接　用弯骨刀将刀刃紧贴上颌结节的后部骨面,略斜向下插入翼上颌缝处。将示指放在其对应的腭侧黏膜处,敲击刀柄顶部,当骨刀有落空感或手指感觉到凿刀时即停止敲入(图 6-8)。

5. 降下折断(down fracture)　在凿开两侧翼上颌连接后,用手指按住前部牙槽突,向下用力将切开的上颌骨与其上部连接逐渐折断分离,同时向后剥离鼻底黏膜(图 6-9)。操作中若遇较大阻力,多为翼上颌连接或上颌窦内后壁骨性连接未被完全离断,需进一步凿开。必要时用骨撑开器插入骨质较坚实的颧牙槽嵴处的骨切口内,缓缓用力将残余骨连接彻底断开(图6-10)。

6. 松动上颌骨　用上颌钳夹持住硬腭鼻腔面与口腔面,向前下方及左右缓慢施力松动离断后的上颌骨,从而松解腭侧黏骨膜对上颌骨移动的限制。当上颌骨被完全折断降下后,腭降血管束大多完好无损(图 6-11、6-12)。

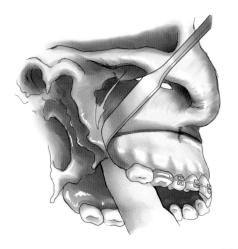
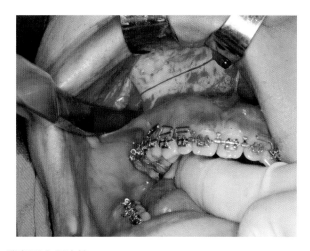

图 6-8　凿断翼上颌连接

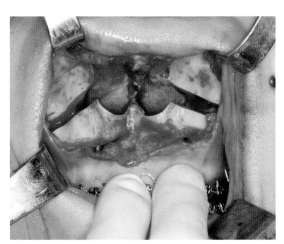
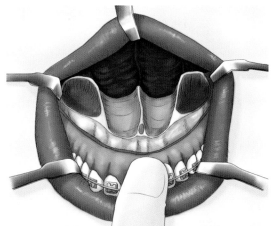

图 6-9　降下折断上颌骨

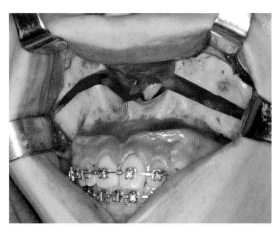
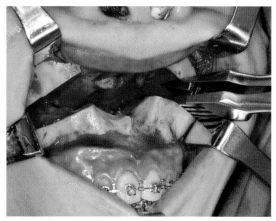

图 6-10　用撑开器协助折断残余骨连接

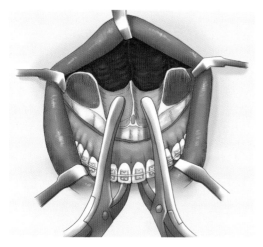
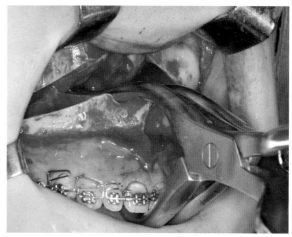

图 6-11 用上颌钳松动上颌骨

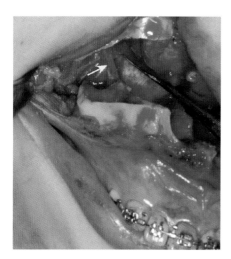
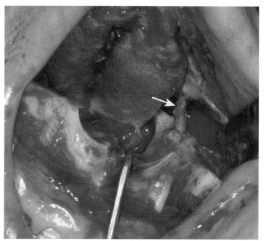

图 6-12 偶而可见到腭降动脉(箭头所示)

7. 移动与固定上颌骨 用𬌗导板引导上颌骨按术前设计的方向与距离移动,若发现有骨干扰阻碍就位,应在直视下去除(图 6-13)。除观察中线是否端正外,还要特别注意上颌垂直向位置是否合适,一个简单方法是观察上唇与上前牙的唇齿关系,即放松状态下上前牙露齿量应<3mm(图 6-14)。当上颌骨就位后,用橡皮圈或钢丝将上下颌牙列暂时结扎在一起,随后用微型钛板行骨内固定,固定位置选在梨状孔边缘及颧牙槽嵴等骨质较厚的部位(图 6-15)。

8. 关闭切口 移去𬌗导板,冲洗术野,缝合可能破损的鼻底黏膜。在前鼻棘处钻一个小孔,经此孔将两侧鼻翼基底组织、鼻中隔软骨前端与前鼻棘作环形缝合,以防止鼻中隔术后偏移及鼻基底变宽(图 6-16)。最后缝合黏膜切口,在唇系带处用 V-Y 成形方式进行缝合,以保持上唇的长度及防止唇内卷(图 6-17)。

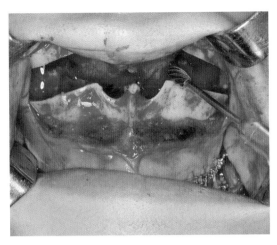
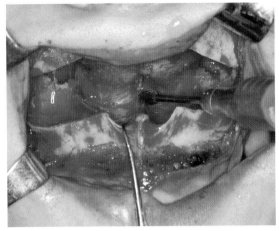

图 6-13　用磨头去除影响上颌骨就位的骨干扰

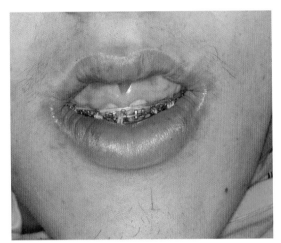
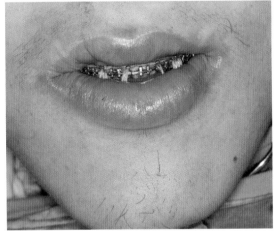

图 6-14　恢复垂直向的正确位置与唇齿关系

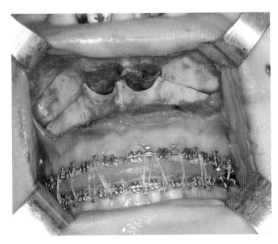
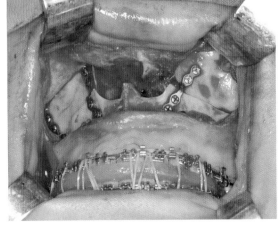

图 6-15　上颌骨就位后行骨内固定

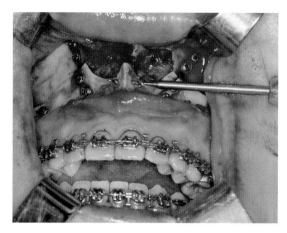
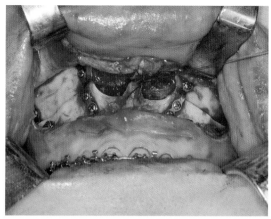

图 6-16 固定鼻中隔软骨

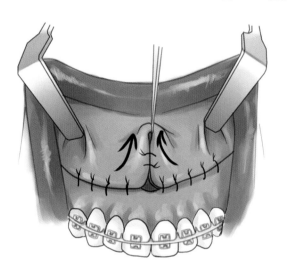
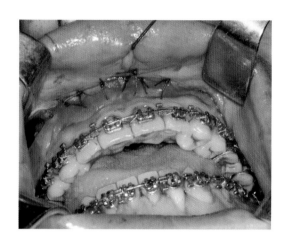

图 6-17 V-Y 成形缝合切口

三、术中与术后注意事项

出血

出血是最常见的手术意外,主要是由于上颌动脉翼腭段及其分支——腭降动脉损伤所致。

上颌动脉经髁突颈部的内后方起于颈外动脉,经髁突颈深面前行至颞下窝,通常在翼外肌的浅或深面行向前上,经翼上颌裂进入翼腭窝。翼上颌连接的平均高度为 14.6mm,上颌动脉至翼上颌连接处最下缘的平均距离是 25mm,因此上颌动脉翼腭段距翼上颌连接的上端尚有 10mm 的距离,正常情况不会被伤及。当骨刀过宽或放置过高有可能伤及上颌动脉翼腭段。

腭骨垂直板构成鼻腔的后外侧壁,其外侧面有翼腭沟,此沟与上颌体内面和蝶骨翼突前面的沟围成翼腭管(长约 31mm),腭降动脉居于此管下行出腭大孔。上颌窦内壁与后壁移行处是腭降动脉下端的所在部位。因此,在向后凿开上颌窦内侧骨壁遇到较大阻力,敲击音变实时,就不要再向深部凿入,以免损伤此处的腭降动脉。另外,牵拉与移动上颌骨,翼腭管壁的锐利骨刺可损伤腭降动脉,导致术中或术后延迟出血,因此应小心去除腭降血管周围的骨刺与骨折片。

如果术中发生腭降动脉出血,应尽快切开并下降折断上颌骨。在直视下用纱条压迫出血处,查明出血点,用缝扎或电凝等方式止血。有时候血管断端回缩于骨内或其周围有较弥漫渗血时,可采用明胶海绵填塞,也可用碘仿纱条填塞,纱条一端从上颌结节后方引出,术后3~4天抽出。

术后延迟出血多发生在手术当天。随着血压回升,手术创口可能渗血,术中损伤的知名血管也可能继发出血,表现为鼻腔或口腔不断有新鲜血液流出。如果鼻腔少量渗血,可先用麻黄碱滴鼻或用肾上腺素纱条填塞;若不奏效则可考虑用凡士林油纱布行前鼻孔或后鼻孔填塞止血。如果出血较为严重,应及时送返手术室处置。

上颌窦前壁骨折

有些患者的上颌窦前外侧壁菲薄,用往复锯切骨可致骨壁骨折,这时可改用骨钻。用骨刀或骨撑开器时应小心,避免骨壁破裂。小的骨壁破损不做处理,较大的骨折片可用细钢丝行复位固定。

复发

术后复发多见于唇腭裂术后继发畸形需前徙上颌以及用此术扩宽上颌的患者,这与腭部致密黏骨膜的复位牵拉有关。一般说来,在前徙量超过6mm或下降超过4mm的病例,应在遗留的间隙内植骨以防止上颌回缩。

术后处理

按全麻术后常规进行呼吸道管理与口腔护理。当麻醉清醒后,应将患者置于30°仰卧位并用软管从口鼻腔间断吸出血性分泌物,以免吞入胃内诱发恶心呕吐。术后可静脉给予止血药、地塞米松以及广谱抗生素。第7天拆线,术后第5周可开始正畸治疗。

四、典型病例

病例一

某女,24岁,因"地包天"求治。

1. 诊断　临床检查见患者前牙切殆,后牙安氏Ⅲ类殆。上颌后缩,鼻旁略显塌陷。X线头影测量分析显示SNA角为76°,SNB为79°,ANB为-3°,诊断为上颌发育不足(maxillary deficiency)。

2. 治疗　在完成术前正畸治疗后行Le Fort Ⅰ型骨切开术前徙上颌5mm,恢复前牙正常覆殆覆盖关系,术后鼻旁塌陷得以矫正(图6-18~6-21)。

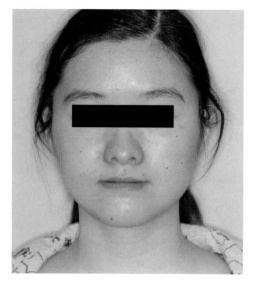 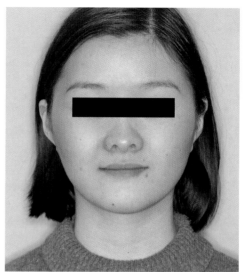

图 6-18　手术前后的正面像

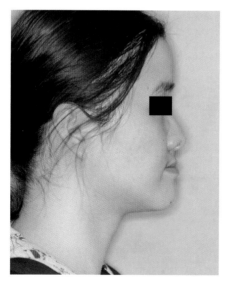 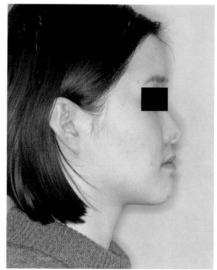

图 6-19　手术前后的侧面像

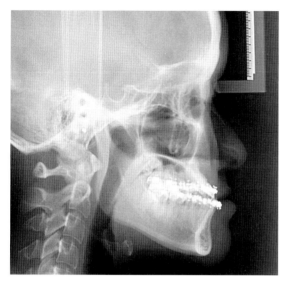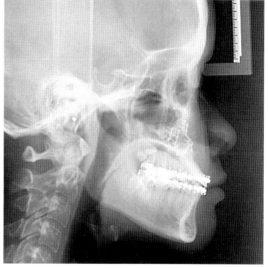

图 6-20　手术前后的头颅侧位 X 线片

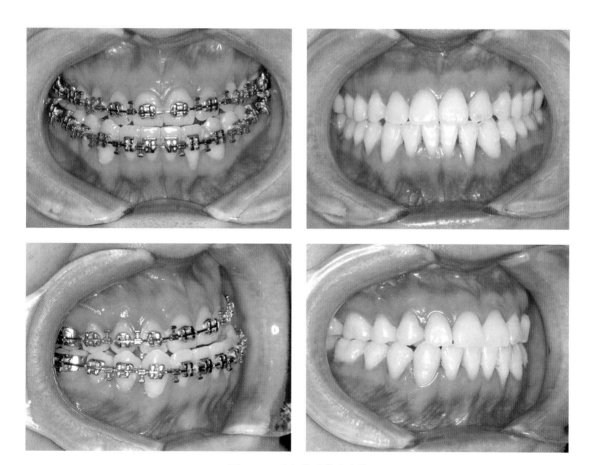

图 6-21　手术前后的咬合像

病例二

某女,22 岁,因前牙咬合障碍要求矫治。

1. 诊断 临床检查见患者前牙开𬌗,微笑露龈,下颌与颏部后缩。X 线头影测量分析显示后牙槽高度发育过度,诊断为骨性Ⅱ类开𬌗。

2. 治疗 在完成术前正畸治疗后行 Le Fort Ⅰ型骨切开术上移上颌,下颌反时针自动旋转恢复前牙正常覆𬌗覆盖关系,同时行颏前徙术(参见第十二章)。术后获得良好矫治效果(图 6-22 ~ 6-27)。

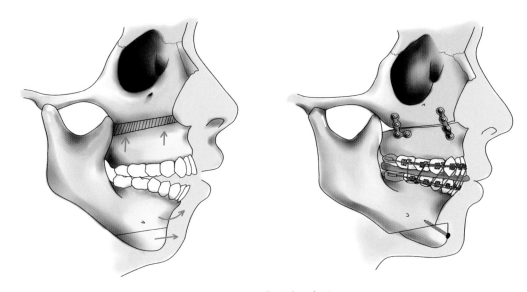

图 6-22 手术设计示意图

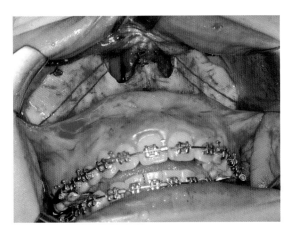
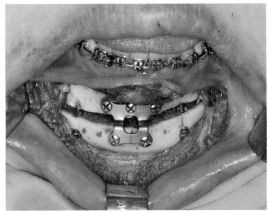

图 6-23 行上颌上移与颏前徙术的情形

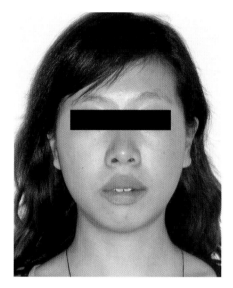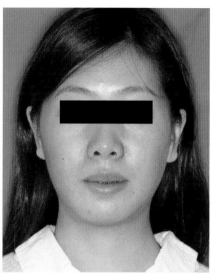

图 6-24 手术前后的正面像

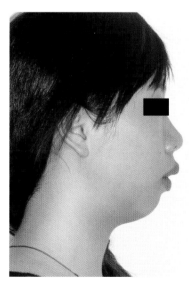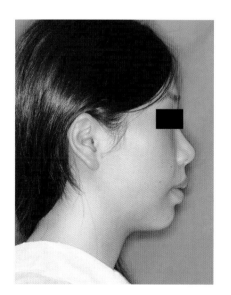

图 6-25 手术前后的侧面像

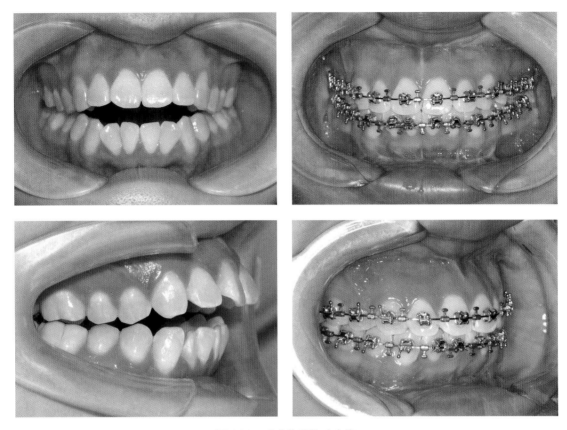

图 6-26　手术前后的咬合像

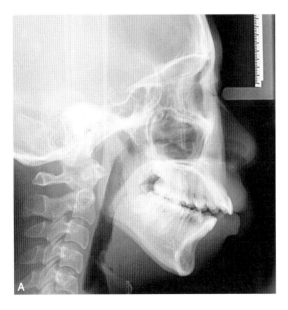
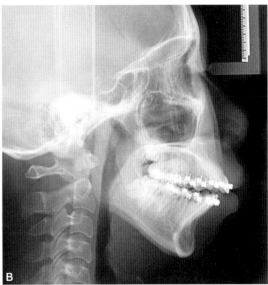

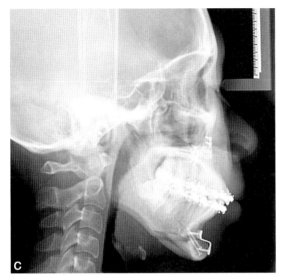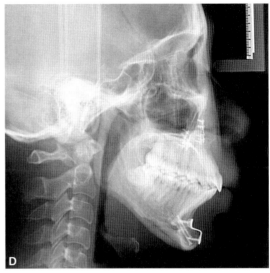

图 6-27　头颅侧位 X 线片
A. 正畸前；B. 术前；C. 术后；D. 治疗结束时

第七章

上颌前部骨切开术

上颌前部骨切开术(anterior maxillary osteotomy, AMO)是通过拔除双侧上颌第一(或第二)前磨牙并截除此处的骨质,以腭侧或唇侧软组织为蒂,将包括前鼻棘和前部骨性鼻底在内的牙-骨块后退或适度上移为目的的一种手术(图7-1)。

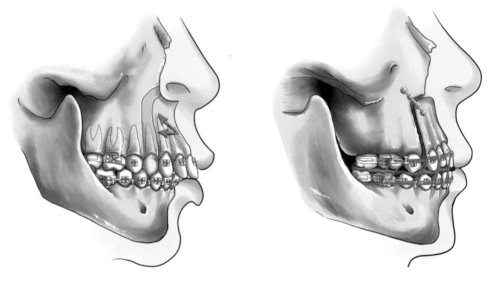

图7-1 上颌前部骨切开术示意图

一、适应证与术前准备

适应证

1. 上颌前牙及牙槽骨前突。
2. 配合下颌前部根尖下骨切开术矫治双颌前突。

术前准备

　　1. 通常需行术前正畸治疗。第一前磨牙可在术前 3 个月拔除（图 7-2），也可留到术中拔除。

　　2. 通过模型外科确定上颌前部牙-骨块移动量和前牙位置，制作固定唇弓与殆导板（图 7-3）。

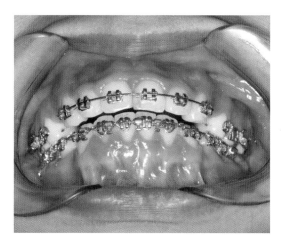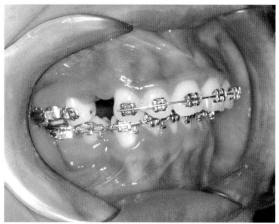

图 7-2　术前正畸治疗结束时的情形（预先拔牙）

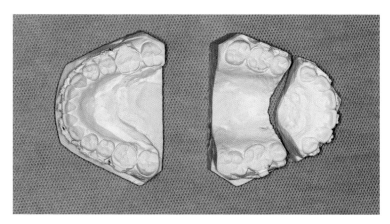

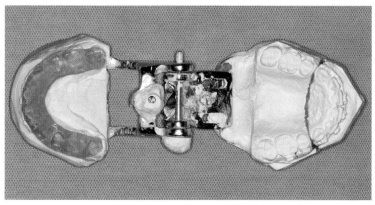

图 7-3　模型外科与殆导板制作

3. 常规体检排除手术及全麻禁忌证。

二、手术方法与步骤

手术方法

根据软组织切口设计和手术入路,可以将 AMO 分为唇侧切口(Cupar 法)、腭侧切口(Wunderer 法)与唇、腭侧正中切口(Wassmund 法)入路三种手术方法。

目前临床应用最多的是上颌前部折断降下法(anterior downfracture technique),是 Cupar 法的改进术式。这种入路以腭侧黏骨膜为蒂,能充分显露上颌前部骨面及前鼻棘,方便截骨操作与坚固内固定。

手术步骤

1. 拆除固定唇弓,在两侧上颌第二前磨牙之间唇侧黏膜下注入适量含肾上腺素(1/30万)的生理盐水后,拔除双侧第一前磨牙。在距前庭沟黏膜转折处上方 8 ~ 10mm 处做水平切口,逐层切开软组织至骨面,在骨膜下向上剥离黏骨膜,暴露上颌骨前壁、梨状孔外下缘、鼻底、鼻腔侧壁及鼻中隔。用鼻中隔凿或剪刀切断鼻中隔软骨与前鼻棘的连接,再用小骨膜剥离器潜行剥离拔牙处的黏骨膜至牙槽嵴顶(图 7-4)。

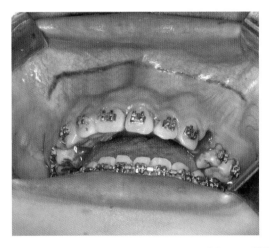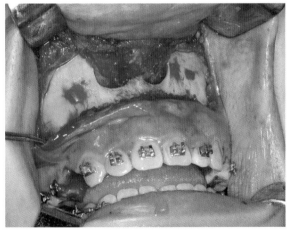

图 7-4 黏膜切口与术区显露

2. 在预计的垂直截骨中央位置,用骨钻间隔少许钻孔标出,在尖牙根尖上方至少 5mm 处转向前上至梨状孔边缘。用裂钻将这些骨孔连在一起,向两侧及深面逐渐截除需要去除的骨质,注意不要损伤邻牙牙根及深面的腭侧黏骨膜(图 7-5)。

3. 按同样的方法完成另一侧手术。垂直骨切开完成后,用骨钻或骨刀从两侧垂直骨切口伸入,将腭骨水平板横行切开。在截骨操作中应放置手指于腭侧对应部位,感觉器械切割深度以避免损伤黏骨膜(图 7-6、7-7)。

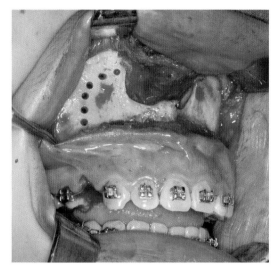
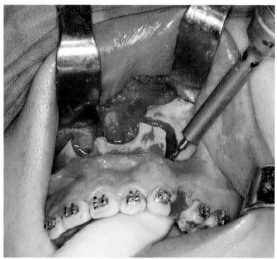

图 7-5 用骨钻行垂直骨切开

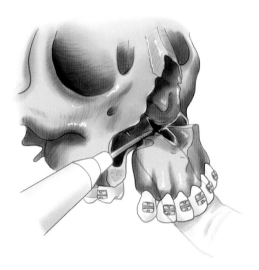
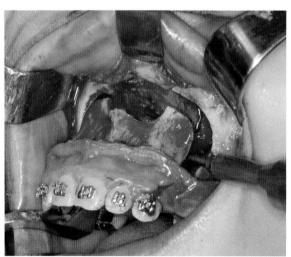

图 7-6 用骨钻切开腭骨水平板

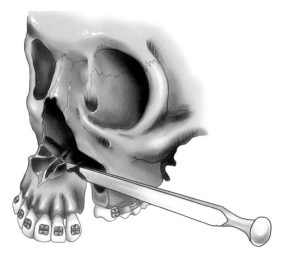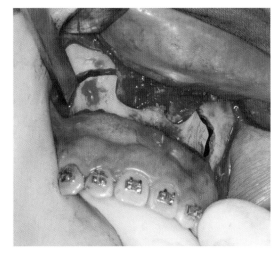

图 7-7 用骨刀凿开腭骨水平板

4. 用骨刀插入两侧骨间隙向前撬动,检查骨性连接是否完全离断。随后用手指将上颌前部骨块降下折断。根据术前设计的截除范围,将前部牙骨块后退与上移,并在直视下去除骨干扰,特别注意腭骨水平板与正中嵴处的去骨(图 7-8、7-9)。

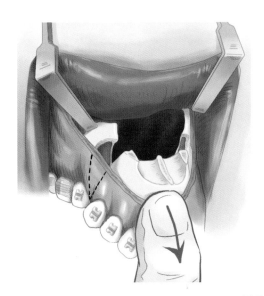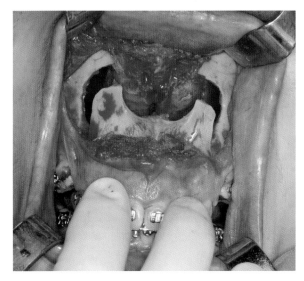

图 7-8 降下折断

5. 用𬌗导板引导前部牙骨块后退就位,当𬌗关系确定好后,将预制的固定唇弓放入上颌牙列的锁槽中用结扎丝固定,再用微型钛板行内固定,上颌尖牙与第二前磨牙之间可用橡皮圈加强固位。移去𬌗导板,冲洗创腔,缝合固定鼻中隔,唇系带处黏膜切口采用 V-Y 成形方式缝合(图 7-10 ~ 7-12)。

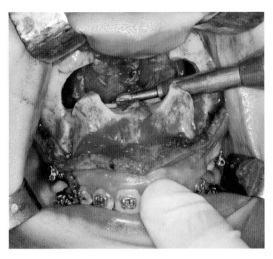
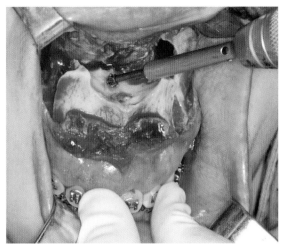

图 7-9 去除影响骨块就位的骨干扰

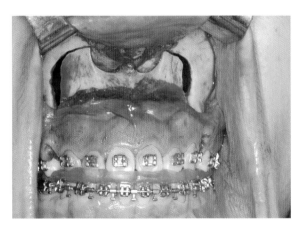
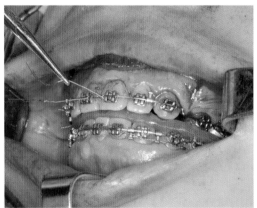

图 7-10 用结扎丝固定唇弓

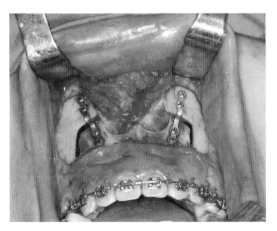
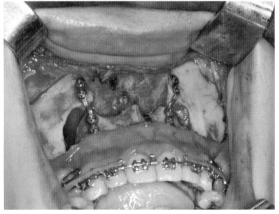

图 7-11 用钛板固定后退就位的牙-骨块

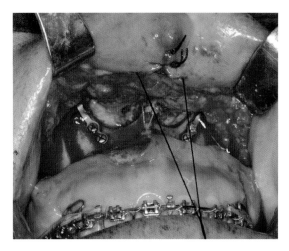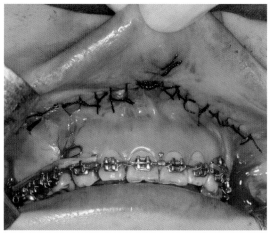

图 7-12 V-Y 成形缝合唇系带处黏膜

三、术中与术后注意事项

牙根损伤

手术中最常见的是邻牙牙根损伤,因此,术前应仔细观察颌骨 X 线片上截骨线两侧牙根的形状与位置。转向梨状孔的截骨线必须距离尖牙根尖上方至少 5mm,以确保其牙髓活力。

骨愈合不良与坏死

术后上颌前部牙-骨块的血供主要来自腭侧黏骨膜蒂。术中见骨切口或肌肉边缘不断有新鲜血液渗出,表明骨块血供良好。腭中缝处的黏骨膜最薄,可能被刺破或撕裂,这多无大碍,但严重损伤或横断了腭侧软组织蒂会导致骨愈合不良甚至骨坏死。因此,要尽量保护好腭侧及垂直骨切口处颊侧的黏骨膜蒂。

出血

AMO 通常出血不多,在行骨切开时切断腭大动脉的分支可以引发渗血,影响手术操作。这时候用手指压迫腭大孔前方黏骨膜几分钟常可奏效,在折断降下后可直视下电凝止血。

术后处理

按全麻术后常规进行呼吸道管理与口腔护理,注意口鼻腔分泌物的吸引。术后给予地塞米松及抗生素消肿与预防感染。第 7 天拆除口内缝线,术后第 5 周可开始术后正畸治疗。

讨论

　　AMO 相对于 Le Fort Ⅰ型骨切开术操作起来要繁琐些,要有耐心逐步磨除妨碍骨块就位的骨干扰,腭部水平板处的截骨一定要充分,使骨块能够水平后退,避免通过顺时针旋转骨块来恢复上下颌前牙咬合关系。有些外科医生采取做两条骨切开线的方式去骨,但要准确估计,否则可能误伤牙根或去骨过多。术前拔牙有利于上颌尖牙与第二前磨牙连接处的骨愈合,但将其留在术中拔除可简化截骨过程。在选择 AMO 手术时,要考虑能否有效矫正上切牙露齿过多的问题。拔除第一前磨牙大约能有 5 ~6mm 左右的后退量,因此对需要后退距离较大或者露龈严重需要较多上移上颌的患者,应选择 Le Fort Ⅰ型骨切开术。

四、典 型 病 例

病例一

　　某女,28 岁,主诉"龅牙"要求矫正。

　　1. 诊断　临床检查见患者上牙及牙槽骨前突,开唇露齿,前牙深覆𬌗,后牙安氏Ⅰ类𬌗。X 线头影测量分析显示 SNA 角为 86°,SNB 为 78°,ANB 为 8°,颏前点后缩。经外科与正畸科会诊,诊断为上颌前突伴颏后缩。

　　2. 治疗　经会诊决定排齐上颌牙列,并协调前后牙弓宽度。拔除下颌双侧第一前磨牙,利用拔牙间隙内收并排齐下牙列,从而为上颌前部后退提供空间。在术前正畸治疗达到手术要求时,同期行上颌前部骨切开后退术加颏前徙术。获得满意效果(图 7-13 ~ 7-19)。

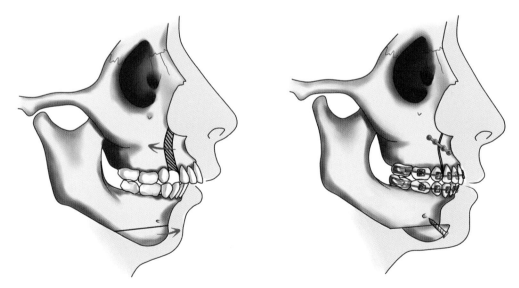

图 7-13　上颌前突伴颏后缩手术设计

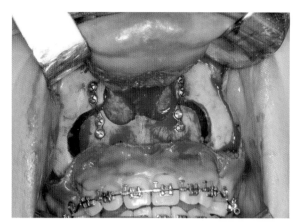
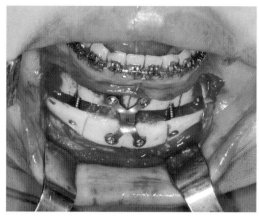

图 7-14 同期行 AMO 与颏前徙术

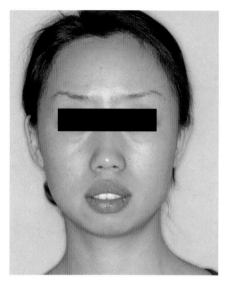
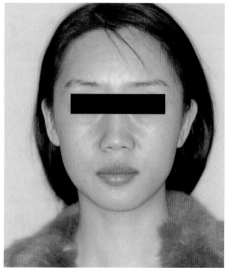

图 7-15 手术前后的正面像

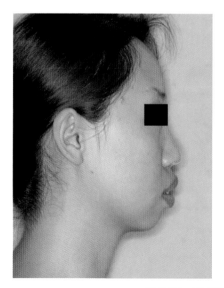
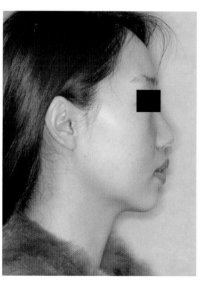

图 7-16 手术前后的侧面像

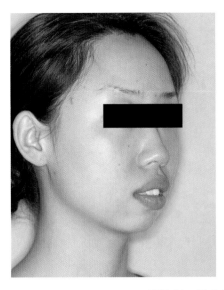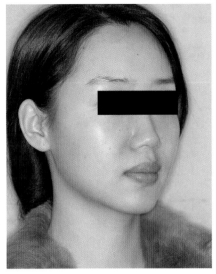

图 7-17 手术前后的斜侧位像

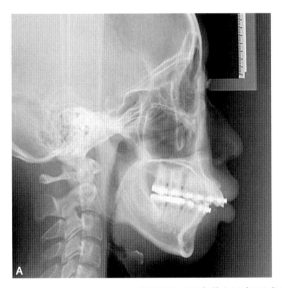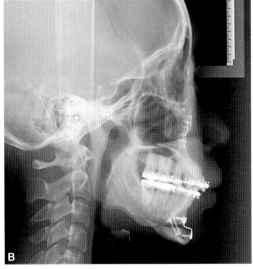

图 7-18 手术前（A）与手术后（B）的 X 线头影测量片

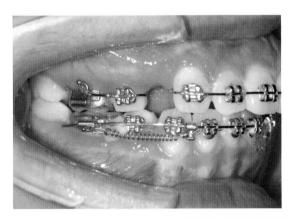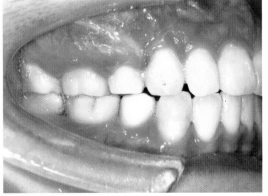

图 7-19 手术前与治疗结束时的咬合情形

病例二

某女,34 岁,主诉"龅牙露牙龈"要求整形。

1. 诊断 临床检查见患者上颌前突,开唇露齿,微笑露龈明显,前牙深覆𬌗,左侧后牙为安氏Ⅱ类𬌗,右侧为安氏Ⅰ类𬌗,颏部后缩(图 7-20),结合 X 线头影测量分析诊断为上颌发育过度(maxillary excess)。

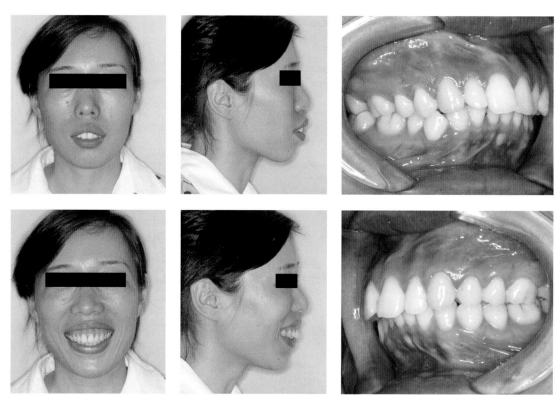

图 7-20 初诊时的面像与咬合情况

2. 治疗 经头影图迹治疗结果(VTO)与模型外科分析,上颌需后退 8mm、上移 5mm 才能解决前突与露龈问题。在完成术前正畸后,行 Le Fort Ⅰ型分段骨切开术上移并后退上颌,同期行颏成形术前徙颏部 8mm。术后获得较好效果(图 7-21 ~ 7-25)。

3. 讨论 多数上颌前突是由于上颌前部牙槽骨发育过度所致,后牙多为安氏Ⅰ类𬌗,采用 AMO 能获取良好矫治效果。但对上下唇闭合不良与露龈严重者,则应选择 Le Fort Ⅰ型骨切开术(分段或不分段)矫正。上颌前突多伴有颏后缩,这在视觉上加大了上下唇向前突出的印象,颏前徙术能有效改善其鼻唇颏关系。在颏前徙术后,有些患者的颏部会显得过宽或(和)过高,这时候需要同时行颏部的缩窄与减低,以获取更佳美容效果(详见第十二章)。

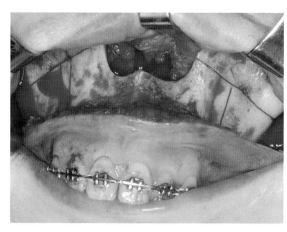
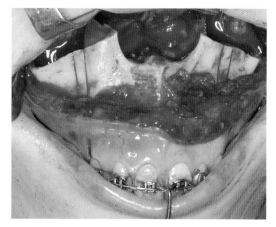
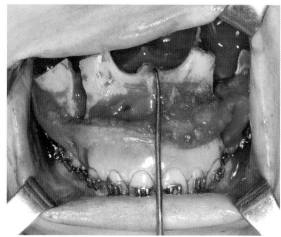
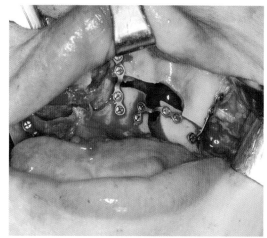

图 7-21　Le Fort Ⅰ型分段骨切开术

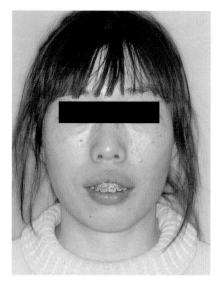
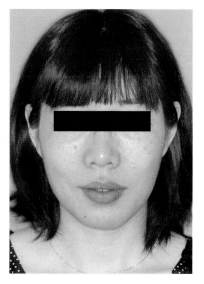

图 7-22　手术前后的正面像

65

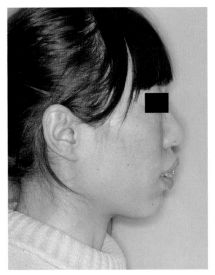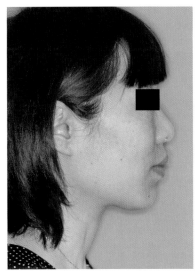

图 7-23 手术前后的侧面像

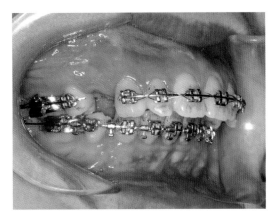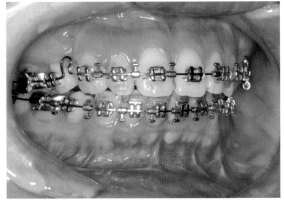

图 7-24 手术前后的咬合像

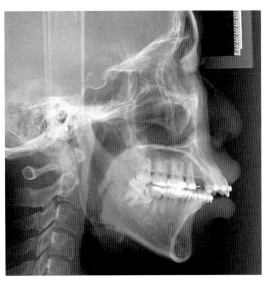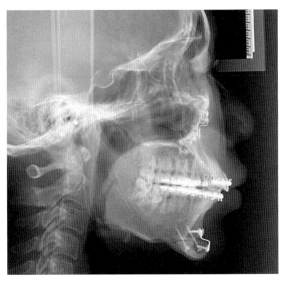

图 7-25 手术前后的头颅侧位 X 线片

第八章

下颌支矢状骨劈开术

下颌支矢状骨劈开术(sagittal split ramus osteotomy,SSRO)是由欧洲颌面外科医师 Trauner 和 Obwegeser 于1957年首次报道,后经 DalPont(1961)、Hunsuck(1968)和 Epker(1977)等学者改进,成为矫治下颌骨发育性畸形最常用的一种术式。

一、适应证与术前准备

适应证

1. 前徙下颌　矫正下颌发育不足。
2. 后退下颌　矫正下颌发育过度。

术前准备

1. 术前正畸治疗。
2. 模型外科制作𬌗导板。
3. 体检排除手术与全麻禁忌证。

二、手术方法与步骤

手术方法

将下颌支从矢状面劈开,形成带有髁突与喙突的近心骨段(proximal segment)和带有牙列与下牙槽神经的远心骨段(distal segment),通过向前或向后移动以及适度旋转远心骨段来改变下颌骨的长度与位置(图8-1、8-2)。

手术步骤

1. 切开与显露　适度撑开上下牙列,在下颌支前缘及下颌第一磨牙龈颊沟黏膜下浸润

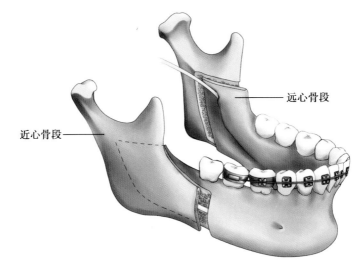

图 8-1 下颌支矢状劈开术示意图

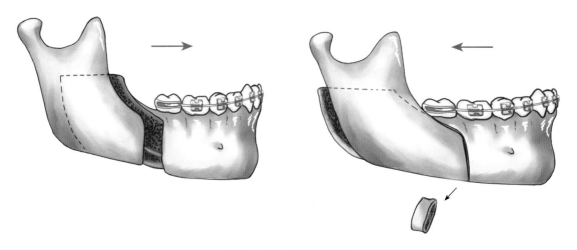

图 8-2 前徙与后退下颌骨

注射浓度为 1/30 万的肾上腺素生理盐水约 10ml。从上颌殆平面稍下方的升支前缘斜向前下做切口,至下颌第一磨牙近中龈颊沟偏颊侧 8mm 处。逐层切开黏膜、黏膜下组织和骨膜,用尖端呈"燕尾"形的牵开器沿升支前缘向上剥离部分颞肌附着(图 8-3)。用弯持骨钳(Kocher)夹持住喙突根部,大约在上颌殆平面稍上方的位置,在骨膜下从升支前缘向后剥离升支内侧软组织,直至看见下颌小舌或下牙槽神经血管束(图 8-4)。向前下剥离显露下颌支前缘及外斜线,通常在下颌第一磨牙近中处转向下剥离到下颌下缘,不要过多剥离升支外侧的咬肌附着。

2. 水平骨切开 用升支内侧牵开器或骨膜剥离器将下牙槽神经血管束及其周围软组织与骨面隔离,用裂钻或往复锯在下颌孔稍上方、紧贴近小舌处行水平骨切开,骨切口从升支前缘开始,越过下颌孔上方至其后方的下颌神经沟,但不必切至升支后缘(图 8-5)。切透舌侧骨皮质即可,若切骨过浅,会造成劈开困难;若过深,则可能横断下颌支。

68

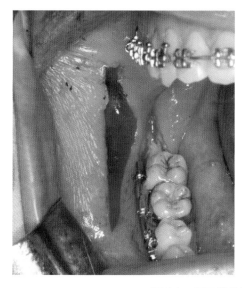
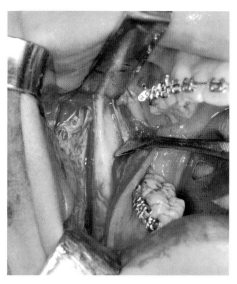

图 8-3 切开黏骨膜并剥离升支前缘

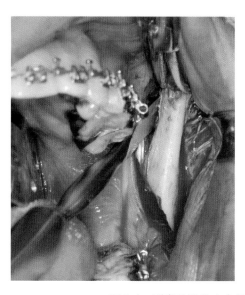
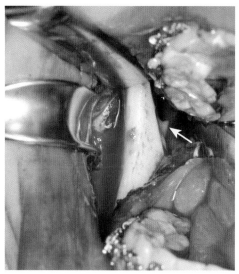

图 8-4 剥离显露升支内侧,有时可见下颌小舌(箭头)

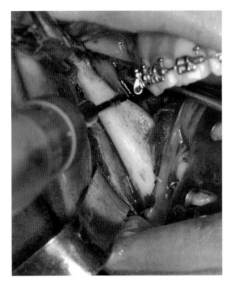
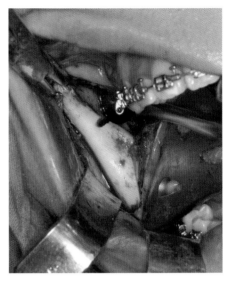

图 8-5 用裂钻做水平骨切口

3. 矢状与垂直骨切开 用往复锯或骨钻,从水平骨切口前端开始,沿升支前缘稍内侧和外斜线向下并逐渐向外切割至第一磨牙颊侧骨板,随后转向下颌下缘垂直切开此处的皮质骨,骨切口深至髓腔即止(图 8-6)。

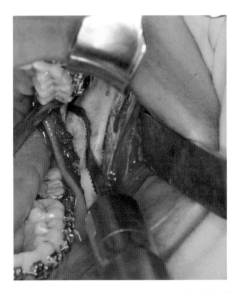
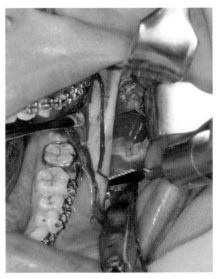

图 8-6 用往复锯做矢状与垂直骨切口

4. 劈开下颌支 先用一把骨刀从水平骨切口处插入,敲击刀柄将升支内外骨板稍加分离,再用 2～3 把骨刀交替插入矢状骨切口将下颌骨内外侧骨板逐渐分开(图 8-7)。注意将骨刀柄稍向舌侧倾斜,使刀刃紧贴颊侧骨板敲入。当骨切口间隙逐渐增宽、内外侧骨板分离时,观察下颌管或下牙槽神经血管束的位置,若其不在近心骨段,则继续凿入并撬动骨刀直至下颌支被完全劈开。也可在逐渐分离的颊舌侧骨板间隙中插入骨撑开器,缓缓施力将其分开(图 8-8、8-9)。

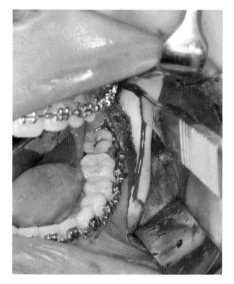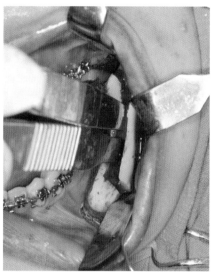

图 8-7　用骨刀交替凿入骨切口劈开下颌支

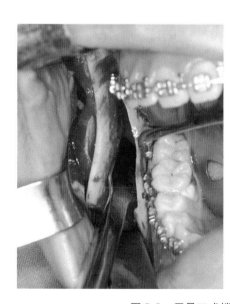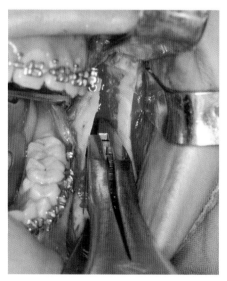

图 8-8　用骨刀或撑开器分离近远心骨段

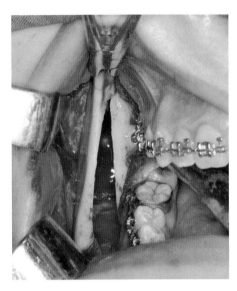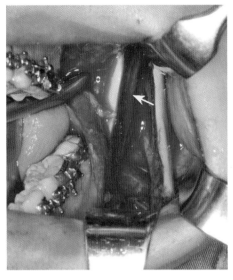

图 8-9　下颌支被劈开,有时可见下牙槽神经血管束(箭头)

完成一侧下颌支的劈开后,填入纱条止血,按同样的方法完成另一侧手术。

5. 移动远心骨段　将定位𬌗导板戴入牙列,引导远心骨段移动到新的矫正位,并用橡皮圈或钢丝行颌间固定。如果用于矫正下颌前突,还须在近心骨段上截除一段与远心骨段后退距离相当的皮质骨(图 8-10)。

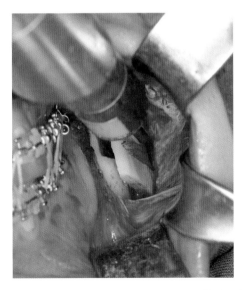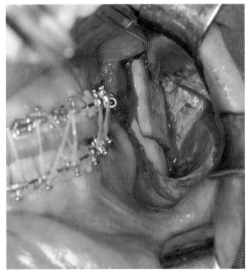

图 8-10　截除一段骨块使得下颌后退

6. 固定近远心骨段　有两种方式固定移动后的骨段,一种是双皮质骨螺钉(bicortical screws)固定,另一种是钛板与单皮质骨螺钉(plates and monocortical screws)固定,后者更常用(图 8-11)。

(1) 双皮质骨螺钉固定法:在咬肌前缘与下颌下缘交会上方约 1cm 处,顺皮纹方向做一

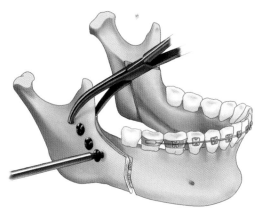
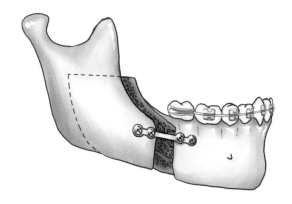

图 8-11　常用的两种固定方式

长 4～5mm 的皮肤切口,用颊部穿通器的穿刺针芯刺穿肌层及口内黏膜达颊侧骨板。取出针芯,用 1.6mm 直径的长钻针经导筒备孔,钻孔深度刚好贯穿近心骨段的颊侧和远心骨段的舌侧皮质骨。用螺丝刀通过套筒将直径为 2mm、长度为 14～16mm 的固位螺钉送至钻孔处旋紧。一般用 2～3 颗螺钉相隔适当距离固定在下颌管的上方(图 8-12)。

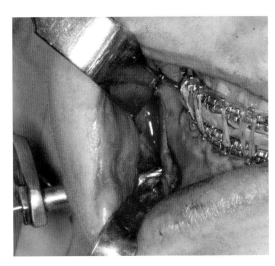
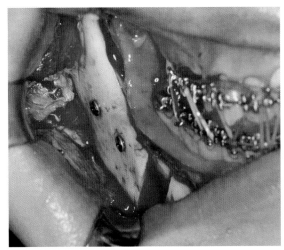

图 8-12　通过穿颊器行双皮质骨螺钉固定

　　(2) 钛板与单皮质骨螺钉固定法:通常用四孔小型钛板,在垂直骨切口两侧各用两颗螺钉进行固定。多数情况下,可经口腔前庭用钻机打孔后,再用螺钉固定钛板,一般选用直径为 2.0mm、长度为 6～8mm 的钛钉,不用穿透远心骨段的舌侧皮质骨(图 8-13)。对口裂较小或垂直骨切口靠后者,则采用专门设计的下颌骨侧壁打孔机头和低速螺丝刀进行固定(图 8-14)。也可以选择用可吸收材料制作的四孔板及螺钉实施固定,但强度不及钛质材料(图 8-15)。

　　7. 咬合检查与切口缝合　拆除颌间固定并移去𬌗导板,上推下颌观察牙列咬合关系是否达到预期目标(图 8-16)。用生理盐水冲洗创口,妥善止血后用间断或连续方式缝合切口。放置负压引流管或橡皮引流条,面侧部适度加压包扎。

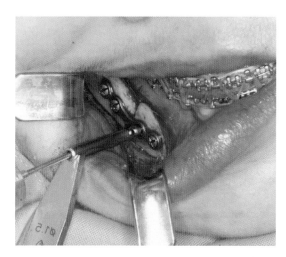
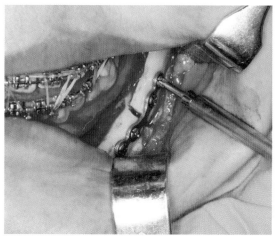

图 8-13　通过口腔前庭直接钻孔与固定

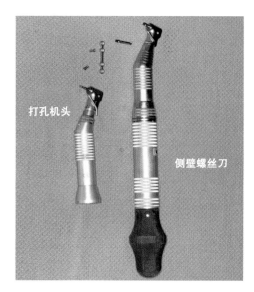
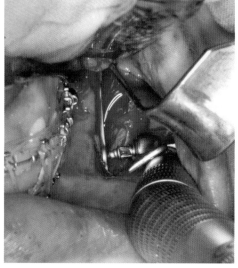

图 8-14　用侧壁螺丝刀行钛板与钛钉固定

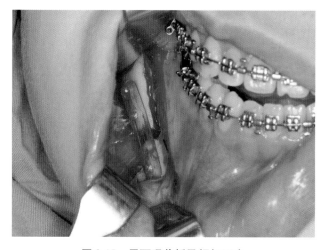

图 8-15　用可吸收板及螺钉固定

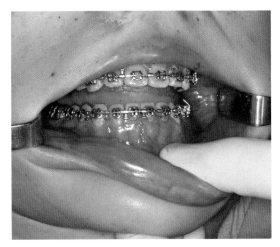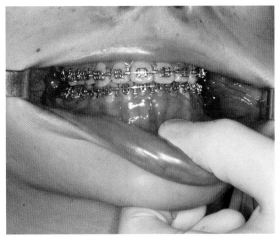

图 8-16 拆除颌间固定并检查咬合关系

三、术中与术后注意事项

神经损伤

下牙槽神经损伤是 SSRO 最常见的并发症,有资料显示术后有 85% 的患者很快出现颏部感觉迟钝或下唇麻木。关于下牙槽神经损伤,部分原因是在骨切开或劈开时器械的直接损伤,但更多的是由于牵拉或内固定对该神经的挤压所致,一段时间后会逐渐康复。如果在术中神经被完全离断,可进行无张力端端吻合术修复。

面神经损伤也可能发生,在劈开下颌支时,骨刀方向过于斜向上方且用暴力使刀刃穿出下颌支后缘伤及面神经总干或其分支。另外,在行双皮质骨螺钉固定时,如果钻针刺入太深或螺钉太长,有可能穿过舌侧骨板损伤舌神经。

出血

在进行升支内侧的手术操作时可能伤及下牙槽血管或翼静脉丛,导致创口明显渗血。这时可用明胶海绵填塞,也可用碘仿纱条填塞,术后 2～3 天抽出。劈开时,如果损伤下牙槽血管,可在直视下电凝或结扎止血。骨创出血可用骨蜡填塞止血。还有一个意外是,在劈开下颌支时,骨刀向后上方向凿入过深越过髁突颈后缘直接伤及了上颌动脉,这将引起十分凶猛的出血,需要经下颌下切口显露出血点并结扎颈外动脉及受损血管后才能奏效。如果伤及下颌后静脉,可填塞止血。

防止损伤知名血管和神经的关键是在骨膜下进行手术操作,术野的显露和重要结构的保护应充分。在劈开时,骨刀刃应紧贴颊侧皮质骨板凿入,还要注意凿入的方向与深度。

意外骨折

意外骨折(unfavorable splits)是指在近或远心骨段发生的非手术需要的骨折或劈裂。在行升支内侧水平骨切开时,由于切骨平面过高或过深可能造成升支横断。在下颌支上端接近乙状切迹处,内外侧皮质骨要发生融合(无髓质骨),因此,下颌支内侧水平骨切口平面只需稍高于下颌小舌,这样可以避开乙状切迹下的薄弱区域,防止意外骨折。为了稳妥,此处最好用裂钻而不用往复锯截骨。如果不慎将下颌支横断,可按步骤继续完成手术,再用钛板固定横断的下颌支;也可将发生升支水平骨折这一侧不再继续劈开,术后行颌间固定4周。

意外骨折出现在下颌下缘上方或下方的几率较高,前一种情况与下颌下缘处垂直骨切口过浅有关,而后者则与切口过深有关。如果未被劈开的下颌下缘影响骨段就位,应予以修整(图8-17)。

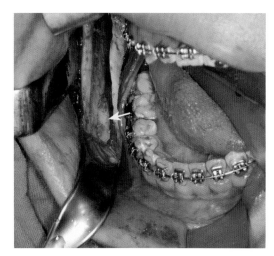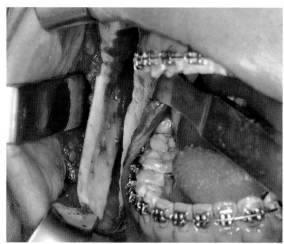

图8-17 磨除近心骨段未被劈开的下颌下缘

髁突移位

SSRO术后,髁突没有恢复至术前位置称为髁突移位(condylar displacement)。由于颞下颌关节具有一定的代偿功能,轻度的髁突移位可以通过关节组织的适应性改建来恢复。但较明显的髁突移位一方面可能导致术后咬合错乱与畸形的复发,另一方面可能诱发颞下颌关节紊乱病。下颌骨解剖形状为前窄后宽,当移动(多见于前徙或左右摆动)下颌后,近远心骨段间会产生一个间隙,这时可将钛板弯成阶梯状以保留此间隙,防止近心骨段贴合固定后引起的髁突外移(图8-18)。当骨段固定后,应拆除颌间结扎,在无外力作用下行被动张闭口运动。若发现咬合关系错位,应拆除螺钉,使近远心骨段和髁突处于正确位置后重新固定。

一般情况下,行坚固内固定后不需要颌间结扎,但我们的经验是在术后反应最重的2~3天过去后,辅以5~7天的颌间固定,可以帮助患者的口颌神经-肌肉反射系统尽快适应新的颌骨位置与咬合关系。术后伤口给予负压引流可有效预防术后血肿形成与感染,有利于面部肿胀的消退及伤口愈合。

术后处理

术后护理与治疗常规同上颌骨切开术。在复苏室里要注意引流,密切观察伤口有无渗血及下颌下区有无血肿形成。伤口引流装置术后第2~3天去除,第7天拆线。术后第5周左右即可开始正畸治疗。

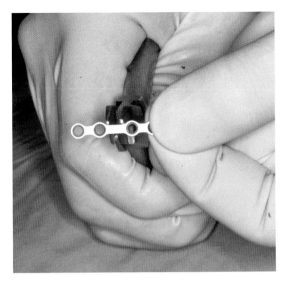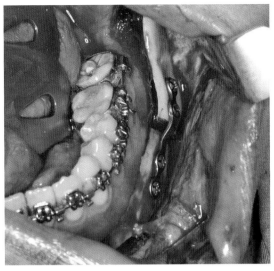

图 8-18 将钛板个体化塑形后再进行固定

四、典型病例

病例一

某男,23 岁,因"地包天"要求矫正。

1. 诊断 检查见下颌前突、前牙切殆、后牙安氏Ⅲ类殆。X 线头影测量分析显示 SNA 角为 82°,SNB 角为 83°,ANB 角为-1°。临床诊断为下颌发育过度(mandibular excess)。

2. 治疗 完成术前正畸治疗后,在全麻下行双下颌支矢状劈开后退下颌 8mm,经术后正畸获得满意矫治效果(图 8-19 ~ 8-23)。

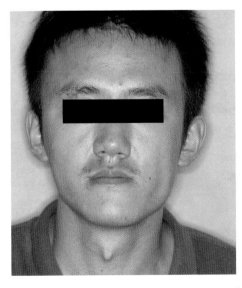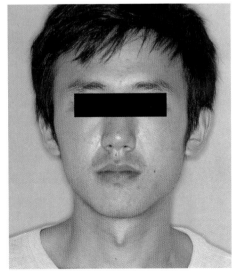

图 8-19 手术前后的正面像

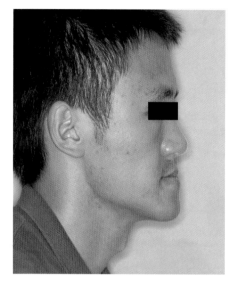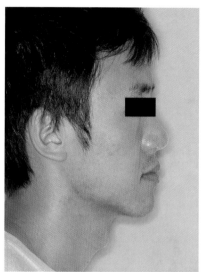

图 8-20 手术前后的侧面像

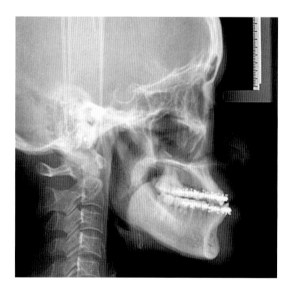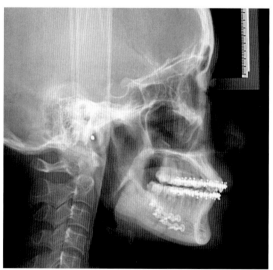

图 8-21 手术前后的头颅侧位 X 线片

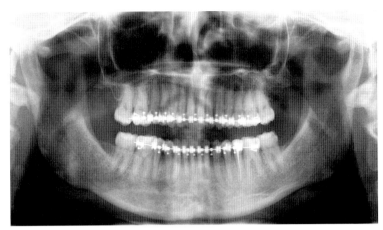

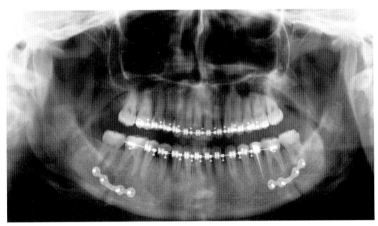

图 8-22　手术前后的颌骨全景片

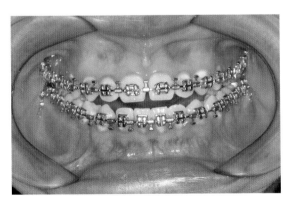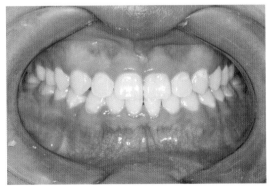

图 8-23　手术前与治疗结束时的咬合像

病例二

某女,26 岁,因"小下巴"要求矫正。

1. 诊断　检查见下颌后缩、前牙深覆𬌗、后牙安氏 Ⅱ 类𬌗。X 线头影测量分析显示 SNA 角为 82°,SNB 角为 72°,ANB 角为 10°,颏前点位置后缩。临床诊断为下颌发育不足

（mandibular deficiency）。

2. 治疗　完成术前正畸治疗后,在全麻下行双下颌支矢状劈开前徙下颌7mm恢复正常咬合关系,同期行颏成形术前徙颏部8mm获得良好效果(图8-24~8-29)。

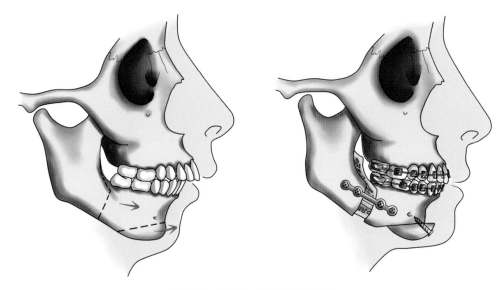

图 8-24　下颌与颏部手术设计图

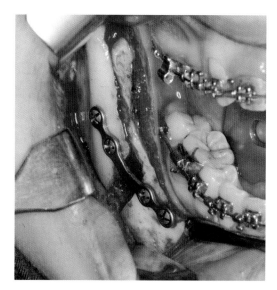
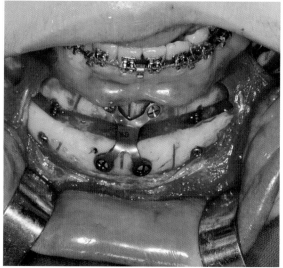

图 8-25　同期行 SSRO 加颏前徙术

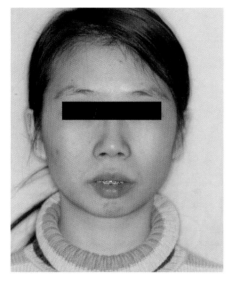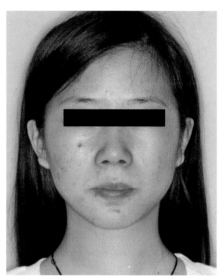

图 8-26 手术前后的正面像

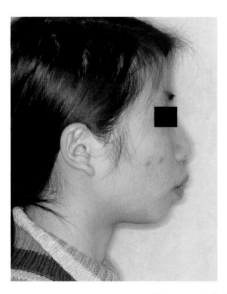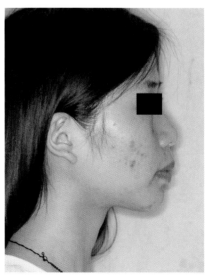

图 8-27 手术前后的侧面像

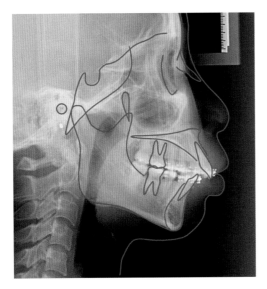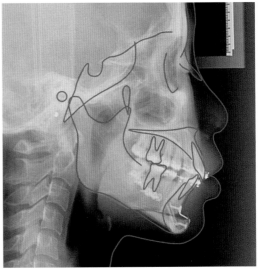

图 8-28　手术前后的头颅侧位 X 线片及头影图迹

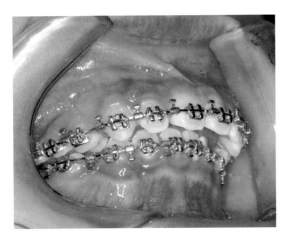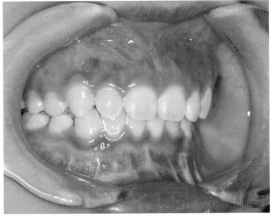

图 8-29　手术前与治疗结束时的咬合像

第九章

下颌支垂直骨切开术

下颌支垂直骨切开术(intraoral vertical ramus osteotomy,IVRO)最早由 Caldwell 和 Letterman (1954)报告。在 20 世纪 70 年代,由于摆动锯的问世使经口内入路完成这种下颌后退手术变得较为容易。

一、适应证与术前准备

▌适应证

1. 矫治下颌发育过度。
2. 配合上颌手术矫正双颌畸形。

▌术前准备

1. 术前正畸治疗。
2. 模型外科分析并制作𬌗导板。
3. 排除手术与全麻禁忌证。

二、手术方法与步骤

▌手术方法

IVRO 骨切开线的走向是从乙状切迹最低点稍靠后处开始向下,经下颌孔后方,基本与升支后缘平行,达下颌角部完全切开下颌支内外侧骨板,形成带有髁突的近心骨段和带有牙列与喙突的远心骨段(图 9-1)。若垂直骨切开线下端略斜向下颌角后方则称为下颌支斜行骨切开术(intraoral oblique ramus osteotomy,IORO)。

IVRO 是通过后退远心骨段来矫治下颌前突,近心骨段置于远心骨段的外侧,通常不做骨间固定,而采用颌间固定使两骨段间发生骨性愈合(图 9-2)。近心骨段血供来自于上端的翼

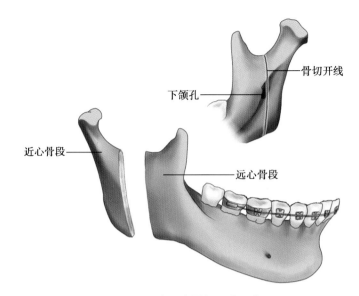

图 9-1 下颌支垂直骨切开术示意图

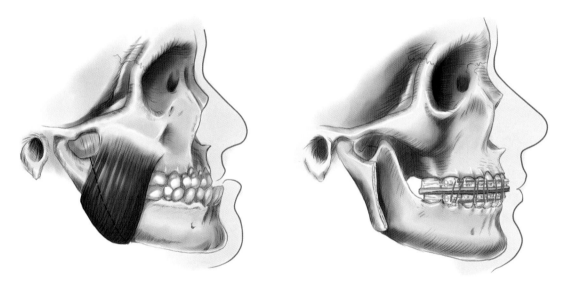

图 9-2 后退远心骨段矫正下颌前突

外肌、关节囊附着和下端的部分翼内肌附着。

手术步骤

1. 切开与显露 口内切口与下颌支矢状骨劈开术类似。切开黏膜、黏膜下组织与肌层达下颌支前缘。用燕尾剥离器沿升支前缘向上剥离达喙突根部,随后用弯 Kocher 钳夹持住喙突,在骨膜下剥离下颌支外侧面,上达乙状切迹,后至升支后缘,向下达角前切迹下颌下缘处(图 9-3、9-4)。

2. 骨切开 用升支后缘牵开器(Shea 状拉钩,可带光导纤维照明)钩住下颌支后缘,再用长拉钩辅助显露术野。用摆动锯从下颌支后缘向前移约 8mm,对应下颌孔的稍后方,先锯一

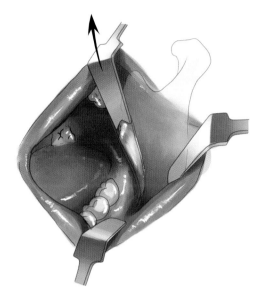
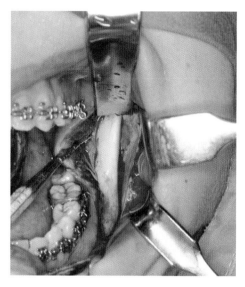

图 9-3 剥离下颌升支前缘

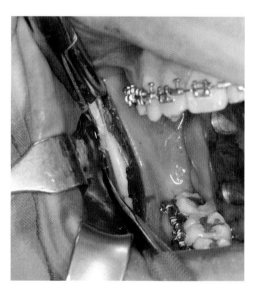
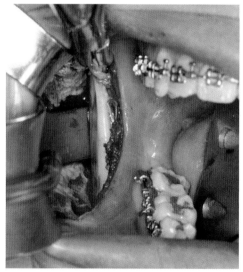

图 9-4 骨膜下剥离显露下颌支外侧面

条平行于升支后缘的骨沟。在估计骨沟与升支后缘的距离小于 10mm 后,再向舌侧深入,先向下颌角方向进行切割,继而转向乙状切迹方向,逐步切开下颌支的内外侧骨板,操作时注意锯片的切割深度,以刚切透舌侧骨板为止(图 9-5)。通常选用锯刃深度为 7mm,呈 120°前倾角度的扇形锯片进行切割,遇到骨质较厚者,需换锯刃深度为 12mm 的锯片才能完全切开舌侧骨板。

3. 撬动近心骨段 估计下颌支被切开后,继续用 Shea 状拉钩钩住升支后缘,将一把弯骨刀插入骨切口撬动近心骨段,检查是否与远心骨段完全分离。如果仍有骨性连接,可轻轻敲击骨刀或用摆动锯进一步将其彻底分离。随后用小骨膜剥离器插入骨切口间隙将近心骨段撬引向外侧,使之重叠在远心骨段的颊侧骨面(图 9-6)。按同样的方法完成另一侧手术。

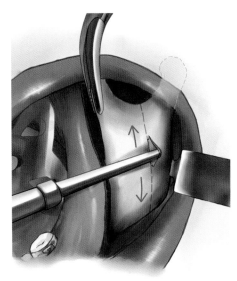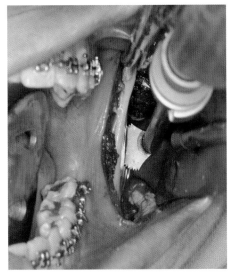

图 9-5　用摆动锯行升支垂直骨切开

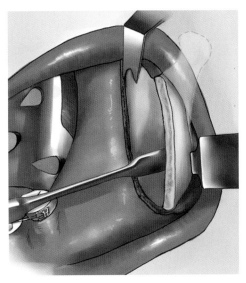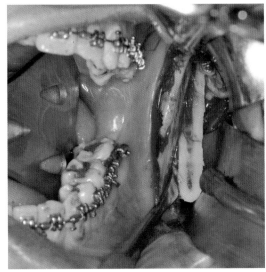

图 9-6　将近心骨段撬向远心骨段的外侧

　　4. 后退远心骨段　当双侧升支被完全切开后,将𬌗导板戴入上颌牙列,后推远心骨段使其下颌牙列与𬌗导板的咬合面吻合,随后用直径为 1/8 或 3/16 英寸的橡皮圈进行颌间固定(图 9-7)。若发现近心骨段与远心骨段贴合不好,提示有骨干扰存在,骨干扰多位于近远心骨段重叠的中上部,导致近心骨段下端向前外侧撬起。遇到这种情况,可用球钻磨除远心骨段颊侧的骨干扰,使两骨段贴合。

　　5. 伤口缝合　冲洗创口,止血后采用间断或连续缝合的方式关闭切口,放置负压引流或橡皮引流条,面侧部适度加压包扎。

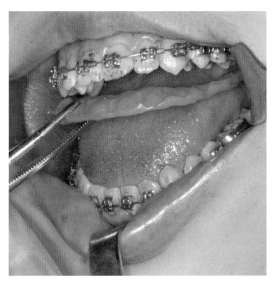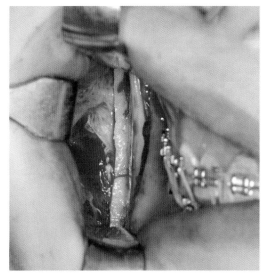

图 9-7　戴入𬌗导板行颌间固定

三、术中与术后注意事项

▌意外出血

口内切口位置过高可能切断颊动脉,应找出血管断端进行缝扎或电凝止血。

如果升支垂直切口过于靠前或锯片切割过深可能损伤下颌孔处的下牙槽动静脉或翼静脉丛,导致比较严重的出血。这时候应填塞纱条于创口处观察。一般说来,受损血管可能会自行收缩并无大碍。但如果发生难以控制的动脉性出血,应考虑从下颌下切口入路进行处理。下颌支骨板是上薄下厚,在切开升支上部时要特别小心,下牙槽神经血管束仅距舌侧骨板几个毫米从后上方进入下颌孔。还有一罕见意外是伤及髁突颈深面的上颌动脉,导致十分凶猛的出血,需要从口外入路进行止血。

▌上呼吸道梗阻

IVRO 需要进行颌间固定,其术后监护至关重要,床旁应准备剪刀与气管切开手术包。由于鼻腔插管和口腔手术创伤导致的软组织肿胀和分泌物增多以及血肿形成等因素都可能导致上呼吸道发生梗阻。若发生阻塞症状与体征时,应迅速拆除颌间固定,吸净口鼻腔分泌物及创口内积血,并探明原因进行处理。情况紧急时应行气管切开术。

在手术结束拔除气管插管时,可以将导管拔出气管但留置于鼻咽部,以充当鼻咽通气管使用。也可在拔管后,在一侧鼻腔内重新放置一根鼻咽通气管,这不仅有助于保持呼吸道通畅,而且可通过此管吸尽堆积在患者口咽部的分泌物。待患者完全清醒,可以自如地从口腔内咳出分泌物时才拔除鼻咽通气管。

髁突脱位

研究显示 IVRO 术后髁突会发生一定程度的前下移位,这与翼外肌的牵拉有关,不会影响关节功能。这里指的脱位是指类似于髁突颈骨折的情形,如果骨切开线过于向后倾斜,近心骨段过小,其下方没有翼内肌附着,因翼外肌的牵引可能使髁突向前下或内侧明显移位,甚至完全从关节窝脱出。因此,术中除注意骨切口的合适位置与走向外,还不能对近心骨段上方的关节囊进行剥离,也不要过多剥离其下方内侧的翼内肌附着。另外,在向外侧撬动近心骨段时,力量要适中,尤其对术前就存在习惯性关节脱臼及关节囊松弛者。在手术结束时应扪诊耳屏前髁突所在位置,以免这种并发症发生。

术后处理

由于 IVRO 术后实施了颌间固定,患者呼吸道的管理和监测尤为重要,条件允许者应在重症监护室度过 12 小时的强化护理,随时通过鼻咽通气管吸除分泌物。术后给予地塞米松及抗生素消肿与预防感染,第 7 天拆除口内缝线。通常在术后 3~4 周解除颌间橡皮圈固定,必要时在夜间戴上殆导板或行数组颌间橡皮圈 Ⅲ 类牵引。待张口度恢复后开始术后正畸治疗。

讨论

IVRO 相对于 SSRO 操作便捷、出血少、下牙槽神经损伤率低,而且对术前伴有关节症状者有一定治疗作用。但 IVRO 术后要行 4 周左右的颌间固定,影响进食与发音,术中视野受限,操作有一定难度。

选择合适位置进行骨切开十分重要。有研究表明,下颌支前后向的平均距离为 30.5mm,而下颌孔距离升支前缘平均 19.7mm。因此,下颌孔位于下颌升支前缘向后约 2/3 处。下颌孔与下颌支后缘的距离个体差异较大,成人一般为 12~16mm。有资料显示中国汉族成人的下颌孔后缘至升支后缘的水平距离平均为 13.6mm,最小距离为 10.1mm。因此,在行 IVRO 时,在距下颌支后缘 8~9mm 处进行切开比较安全。切开前应仔细研读颌骨全景片,观察下颌孔的位置。借助内镜可帮助确定骨切开位置。

升支在下颌小舌及其后部最厚,在前方和上方较薄,下颌小舌处升支平均厚度为 4~5mm。通常用 7mm 长规格的锯片就能切透下颌支,如果遇到骨板特别厚时,可换用长规格的锯片,但须掌握好切割深度,下牙槽神经血管束仅距舌侧骨板几个毫米从后上方进入下颌孔。下颌支被切开后,近心骨段(主要是下端)可能移向远心骨段内侧,这多由翼内肌的牵引所致。这时,可用一把薄刃弯骨刀从靠近乙状切迹的上方骨切口插入,将近心骨段撬向外侧,并及时插入一个骨膜剥离器将近、远心骨段分隔开。也可待完成对侧的骨切开,整个下颌骨松动后,再尝试将向内侧移位的近心骨段撬向外侧。

有些下颌前突患者下颌孔上方升支骨质菲薄,无髓质骨,采用 SSRO 行下颌支劈开较为困难,这时可改为下颌支垂直骨切开术(图 9-8)。

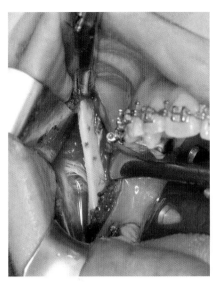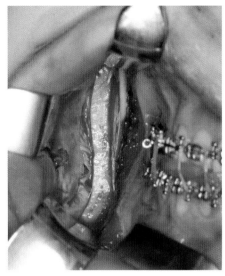

图 9-8　因下颌支厚度不足改行垂直骨切开术的情形

四、典型病例

病例一

某男,25 岁,因"地包天"要求矫正。

1. 诊断　检查见面下份前突、前牙切殆、后牙安氏 Ⅲ 类殆,左侧关节弹响。X 线头影测量分析显示 SNA 角为 82°,SNB 角为 85°,ANB 角为−3°,颏前点位置前移。诊断为骨性下颌前突(mandibular protrusion)。

2. 治疗　完成术前正畸排齐牙列、去除牙代偿后,全麻下行双下颌支垂直骨切开后退术。术后经过 6 个月正畸治疗获得满意效果(图 9-9～9-13)。

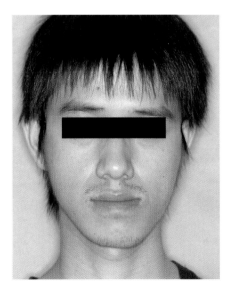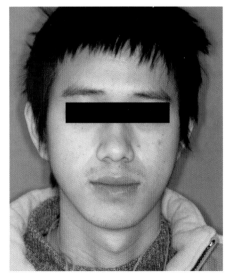

图 9-9　手术前后的正面像

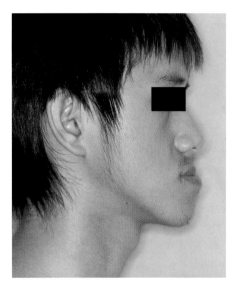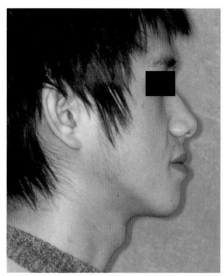

图 9-10 手术前后的侧面像

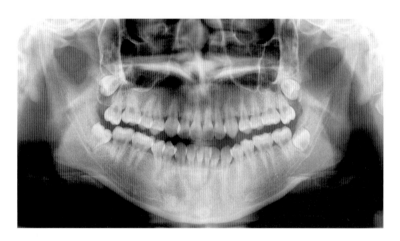

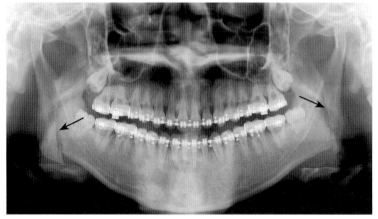

图 9-11 手术前后的全景 X 线片,箭头示骨切开线

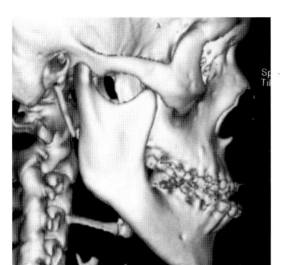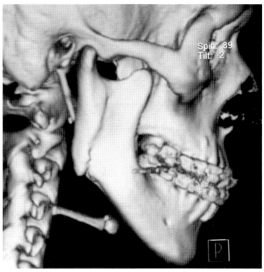

图 9-12　手术前后的三维 CT 重建片

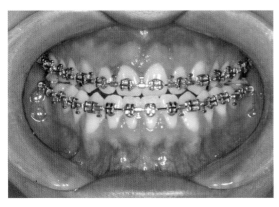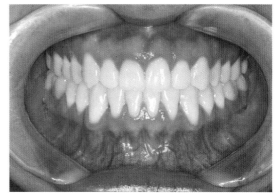

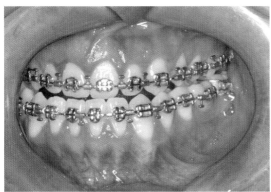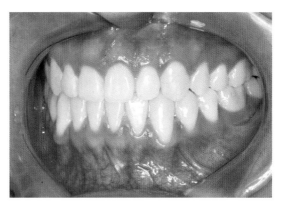

图 9-13　术前与治疗结束时的咬合像

病例二

某女,22 岁,因咬合与面形问题求治。

1. 诊断　检查见下颌前突、颏点后缩、颏唇沟浅、左侧关节弹响、前牙切𬌗、后牙安氏Ⅲ类𬌗。结合头影测量分析诊断为下颌前突伴颏后缩。

2. 治疗　完成术前正畸后,在全麻下行双下颌 IVRO 后退下颌矫治下颌前突与前牙反𬌗,同期行颏前徙术。术后获得满意整形效果,左侧关节弹响减轻(图 9-14 ~ 9-19)。

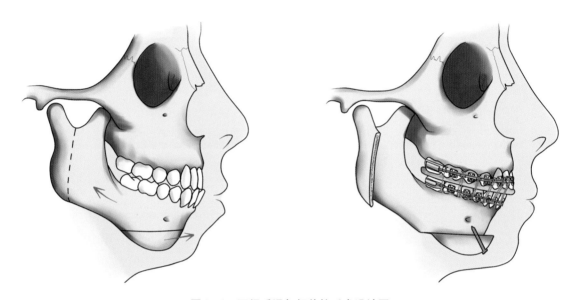

图 9-14　下颌后退与颏前徙手术设计图

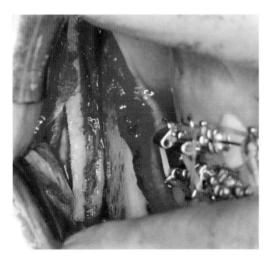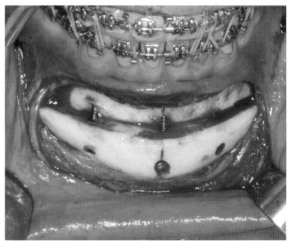

图 9-15　同期行 IVRO 与颏成形术

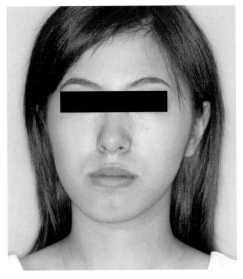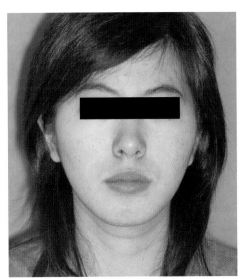

图 9-16　手术前后的正面像

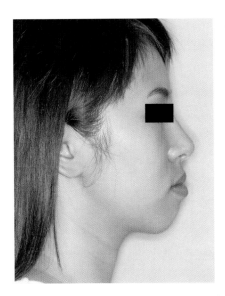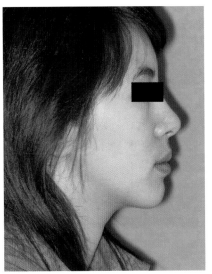

图 9-17　手术前后的侧面像

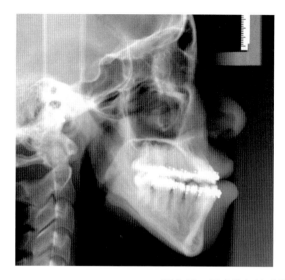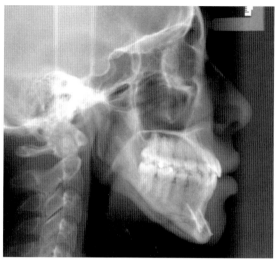

图 9-18 手术前与治疗结束时的头颅侧位 X 线片

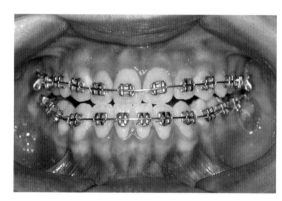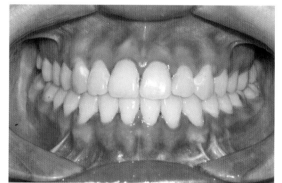

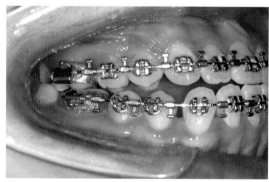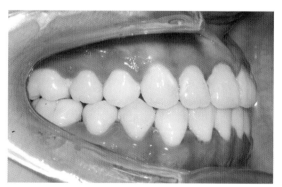

图 9-19 术前与治疗结束时的咬合像

第十章

下颌支倒 L 形骨切开术

下颌支倒 L 形骨切开术(inverted-L osteotomy of ramus)吸取了下颌支垂直骨切开术与下颌支矢状骨劈开术的某些技术特点,可用于多种下颌骨畸形的外科矫治。

一、适应证与术前准备

适应证

1. 下颌严重发育过度,尤其伴有前牙开𬌗的患者。
2. 严重小下颌畸形,特别是半侧颜面短小与某些颅面综合征患者下颌发育不足的矫正。
3. SSRO 手术失败病例的 II 期整复。

术前准备

1. 术前正畸治疗。
2. 排除手术与全麻禁忌证。

二、手术方法与步骤

手术方法

在下颌孔上方 3mm 左右水平切开下颌支,止于下颌孔稍后处,再由此转向下颌角垂直切开下颌支,水平与垂直骨切口相连呈倒 L 形(图 10-1),形成带髁突和喙突的近心骨段和带牙列的远心骨段。此手术可通过后退远心骨段矫治下颌前突,也可通过前徙与下降远心骨段(间隙内植骨)矫治下颌发育不足(图 10-2)。

手术步骤

倒 L 形骨切开术用于后退下颌时,经口内入路完成,而用于前徙下颌与延长升支高度时,

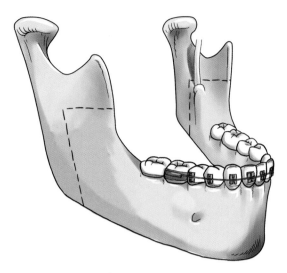

图 10-1 倒 L 形骨切开术示意图

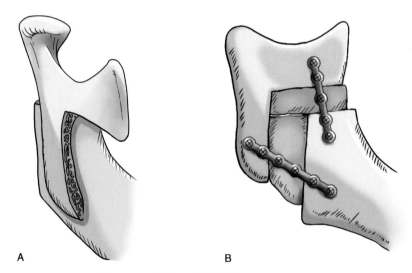

A   B

图 10-2 后退(A)或前徙并下降(B)远心骨段

为方便植骨,更多采用下颌下入路施行。这里介绍口内入路操作方法。

1. 切开与显露 切口与 IVRO 一样,骨膜下剥离显露升支前缘与外侧骨面,向上剥离达喙突根部。在骨膜下剥离显露升支内侧骨面,并确定下颌小舌或下颌孔的位置(图 10-3)。

2. 水平骨切开 保护好升支内侧软组织,用往复锯紧贴下颌小舌或在下颌孔上方约 3mm 处水平切开下颌支内外侧骨板,切口后端止于下颌孔稍后方的下颌神经沟(图 10-4)。

3. 垂直骨切开 从下颌支水平骨切口后端开始用摆动锯向下行垂直骨切开,此切口与升支后缘基本平行,至下颌角处可略弯向前下方,必要时用骨刀彻底分离两条骨切口内的残余骨连接(图 10-5、10-6)。

4. 骨段移动与固定 如果用于后退下颌,将近心骨段撬向外侧,后退远心骨段至矫正位后行颌间固定(图 10-7)。如果用于前徙下颌与延长升支,则需在前移与下降远心骨段后遗留的间隙内植骨并行坚固内固定(图 10-8)。

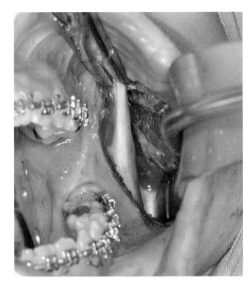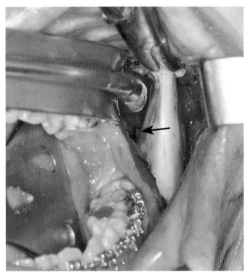

图 10-3 剥离显露升支外侧与内侧骨面(箭头示下颌小舌)

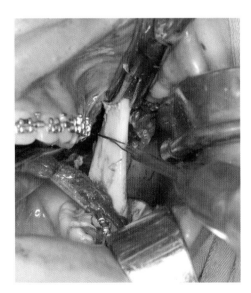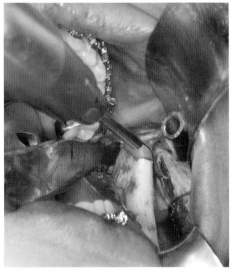

图 10-4 用往复锯行水平骨切开

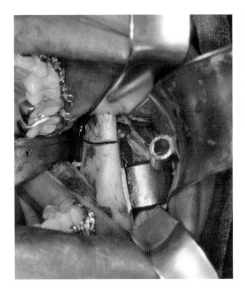
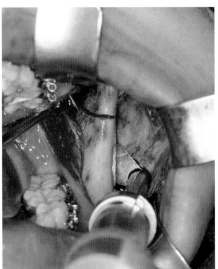

图 10-5 用摆动锯行垂直骨切开

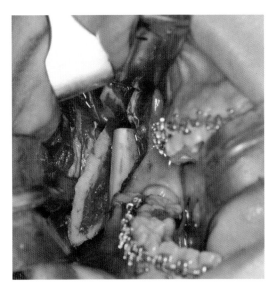
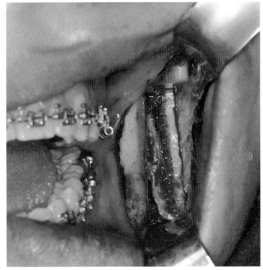

图 10-6 近、远心骨段完全分离

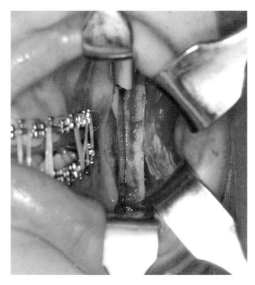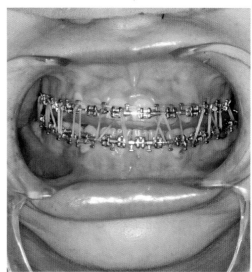

图 10-7 后退远心骨段并行颌间固定

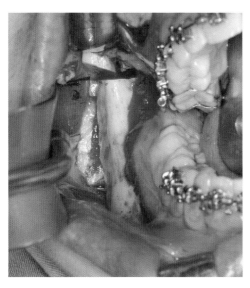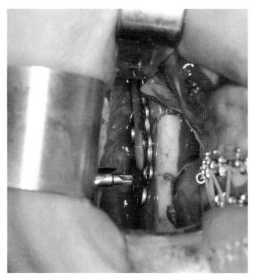

图 10-8 下降前徙下颌（需植骨）后用穿颊器行内固定

5. 伤口缝合　冲洗创口后关闭口内切口,放置负压引流或橡皮引流条,面侧部适度加压包扎。

三、术中与术后注意事项

下颌支倒 L 形骨切开术的注意事项与 SSRO 和 IVRO 类似。水平骨切开位置应在下颌孔上方 3mm 处,太低可能损伤下牙槽神经血管束,太高可能造成意外骨折甚至直接将喙突切断。垂直骨切开时行锯位置过于靠前也可能伤及下颌孔或下颌管内的下牙槽神经血管束。

用于较大幅度(≥7mm)后退下颌时,由于远心骨段上没有颞肌附着的牵引,倒 L 形骨切开术相比远心骨段有颞肌附着的 IVRO 有更低的复发率和更稳定的髁突位置。下颌前徙时应首选 SSRO,但对大幅度前徙(≥10mm)下颌同时需要延长下颌支的病例,可考虑用倒 L 形骨切开术加植骨的方法进行矫治。如果口内入路操作困难,可经口外途径施行(图 10-9、10-10)。

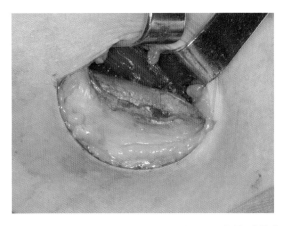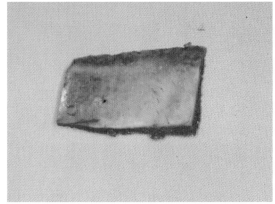

图 10-9　切取髂骨内侧骨板作为移植材料

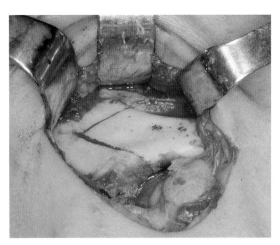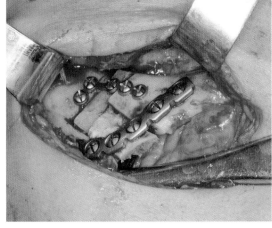

图 10-10　经口外途径完成的倒 L 形骨切开植骨术

四、典型病例

病例一

某女,23 岁,因"地包天"要求矫正。

1. 诊断　检查见面下份前突、前牙反𬌗伴开𬌗、后牙安氏Ⅲ类𬌗。X 线头影测量分析显示 SNA 角为 82°,SNB 角为 86°,ANB 角为–4°,颏前点位置前移。诊断为下颌发育过度。

2. 治疗　完成术前正畸治疗后,在全麻下行双下颌支倒 L 形骨切开后退术。术后 SNB 角为 79°,前牙反𬌗得以矫正并获得满意整形效果(图 10-11 ~ 10-15)。

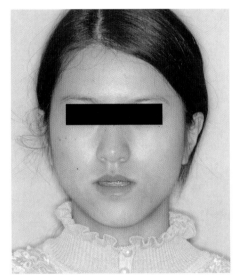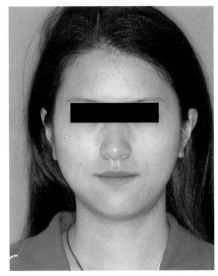

图 10-11　手术前后的正面像

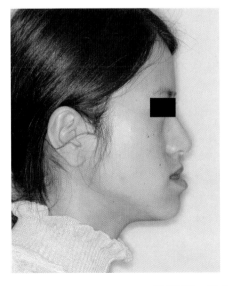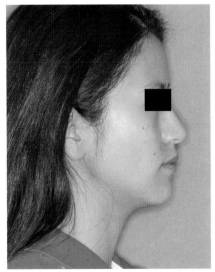

图 10-12　手术前后的侧面像

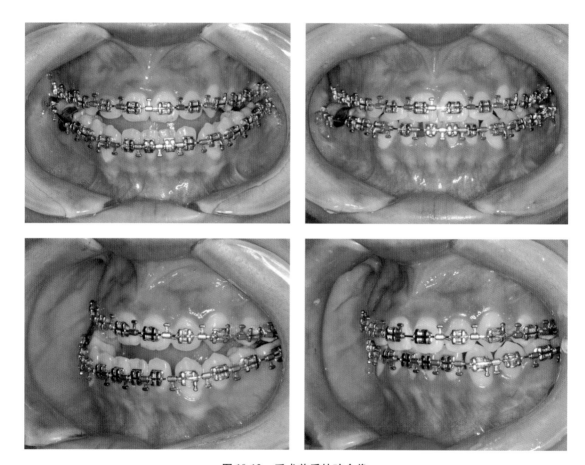

图 10-13　手术前后的咬合像

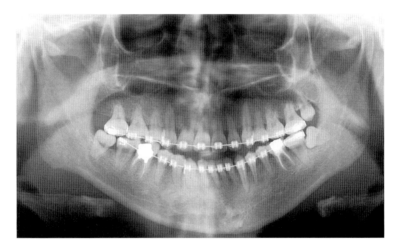

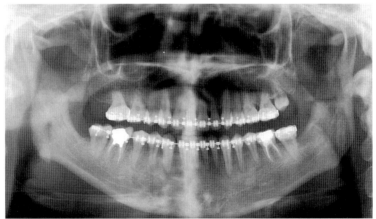

图 10-14　手术前后的颌骨全景片

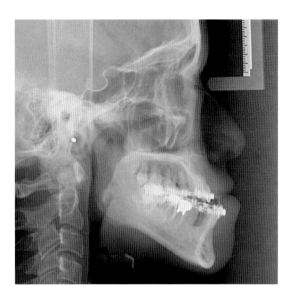
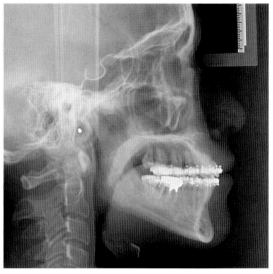

图 10-15 手术前后的头颅侧位 X 线片

病例二

某女,33 岁,因"张口受限伴睡眠打鼾"求治。

1. 诊断 6 岁时颏部外伤后逐渐出现张口受限,12 岁时曾接受"双侧颞下颌关节成形术",术后 2 年复发。经临床与影像学检查诊断为"双侧关节强直术后复发伴小颌畸形"。

2. 治疗 在全麻下行"双侧颞下颌关节成形术+喙突游离移植术"。术后坚持张口训练并完成术前正畸排齐牙列、去除牙代偿后,在全麻下经下颌下切口行"双下颌支倒 L 形骨切开术+髂骨游离移植术+颏前徙术",获得满意矫治效果,睡眠呼吸暂停症状基本消失(图 10-16 ~ 10-20)。

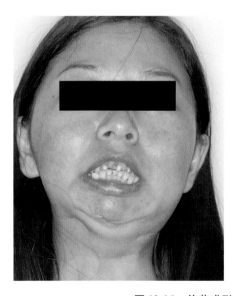
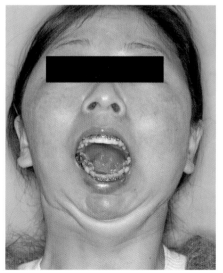

图 10-16 关节成形术前后的张口情况

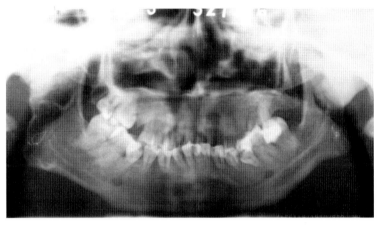

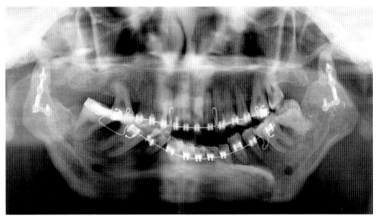

图 10-17 关节成形术前后的颌骨全景片

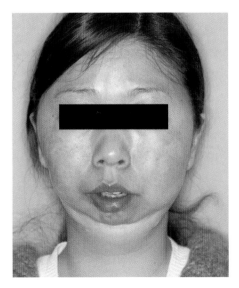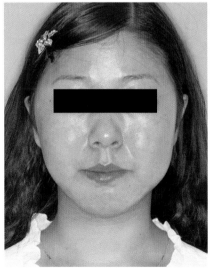

图 10-18 正颌手术前后的正面像

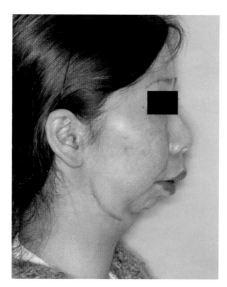
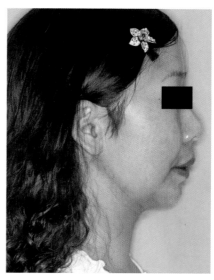

图 10-19 正颌手术前后的侧面像

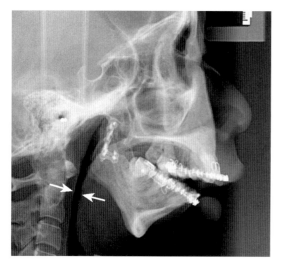
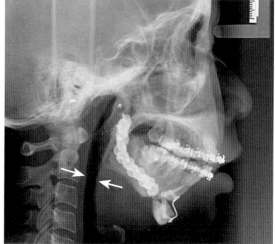

图 10-20 术后 X 线片显示上气道间隙显著增宽

第十一章 ·

下颌前部根尖下骨切开术

下颌前部根尖下骨切开术(anterior mandibular subapical osteotomy, AMSO)最早由 Kole (1959 年)报道。由于其移动的牙骨块较小,术后骨愈合及牙髓活力可能受影响曾使该手术受到争议,后来经过动物实验与临床研究证实只要手术操作规范,术后骨愈合与牙髓活力没有问题。

一、适应证与术前准备

适应证

1. 矫治下颌前牙及牙槽骨前突(图 11-1)。
2. 改正曲度过大的 Spee 曲线,矫治深覆𬌗。
3. 配合上颌前部骨切开术矫治双颌前突。

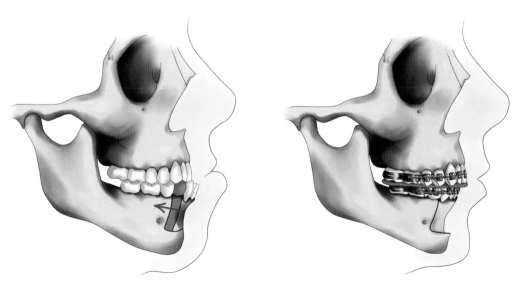

图 11-1　下颌前部骨切开术示意图

术前准备

1. 对前突病例多需要行术前正畸治疗,可在术前 3 个月或在术中拔除下颌第一(有时第二)前磨牙为后退前部牙骨段提供空间。

2. 通过模型外科确定牙骨块的移动量、预测术后上下颌前牙的位置,并在此位置上弯制固定弓丝并制作𬌗导板(图 11-2)。

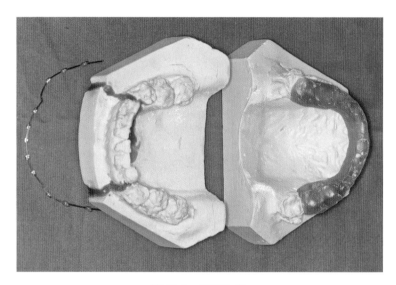

图 11-2 模型外科

二、手术方法与步骤

手术方法

经口内入路,在下颌前部,通常包括两侧下颌尖牙之间骨段的根尖下至少 5mm 做水平骨切开,辅以两侧垂直骨切开,通过后退(需拔除双侧下颌第一或第二前磨牙)或下移带舌侧软组织血供蒂的前部牙骨块来达到矫治目标。

手术步骤

1. 切开与显露 拆除固定唇弓,在下颌前部软组织内浸润注射含 1/30 万肾上腺素的生理盐水后,拔除双侧第一前磨牙。从一侧下颌尖牙远中至对侧尖牙远中,距下颌前庭沟黏膜转折处 8mm 的唇侧黏膜做切口。切开黏膜达口轮匝肌,略斜向下切开肌层和骨膜,在骨膜下剥离显露下颌前部。在尖牙根尖下至少 5mm 用往复锯标记水平骨切口位置(图 11-3)。

2. 垂直骨切开 将拔牙处的黏骨膜向上挑起,显露截骨区域及邻牙牙根。用球钻或裂钻在骨面上标记垂直骨切开线的位置,此线走行尽量与邻牙的长轴方向平行。切口上端至齿槽突顶,下方与水平骨切口相交汇。用骨钻沿标记好的骨切开线进行切割,逐步切开颊侧皮质

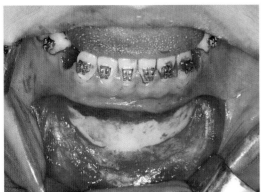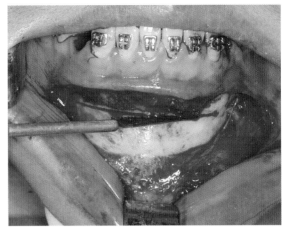

图 11-3　切开显露与标记水平骨切口

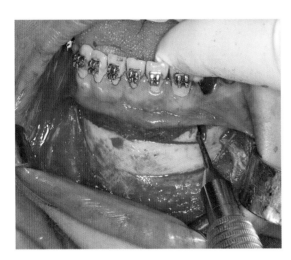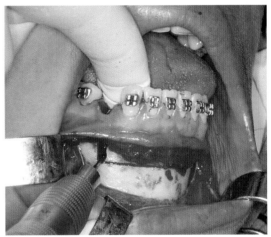

图 11-4　用骨钻行双侧垂直骨切开

骨、髓质骨。在切开舌侧骨板时,须将示指置于舌侧对应位置,以感觉器械的切割深度,避免损伤舌侧软组织蒂(图 11-4)。

3. 水平骨切开　完成两侧垂直骨切开后,用往复锯或矢状锯沿标记好的水平骨切口将舌侧骨板切开。如需要下降牙骨段,须在此切开线的下方再作一条水平骨切开线,两线之间的距离为需要下降的距离。当切割至舌侧皮质骨时,同样需要用手指置于舌侧感觉器械动态,避免损伤软组织血供蒂。用骨刀轻轻撬动切开的牙骨块,离断骨性连接,只留软组织蒂与其附着(图 11-5)。

4. 移动牙骨段　用骨钻去除阻碍前部牙骨段后退和(或)下降就位的骨干扰,随后用定位𬌗导板引导下颌前部骨段就位。将术前在模型上预制的带牵引钩的唇弓插入锁槽槽沟中,并用结扎丝将其与锁槽拴结在一起(图 11-6)。

5. 固定与缝合　当𬌗导板的咬合面与上下牙齿吻合后,用微型钛板或双皮质螺钉行坚固内固定(图 11-7)。手术结束时,在下颌尖牙与第二前磨牙之间(垂直骨切口两侧)用 1~2 组

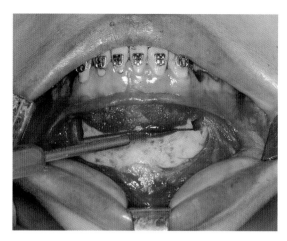
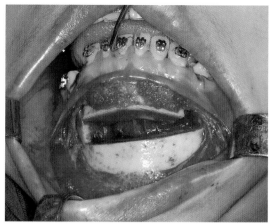

图 11-5 用往复锯行水平骨切开

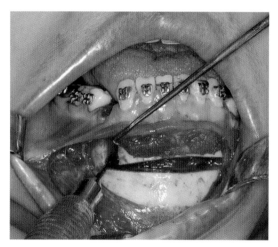
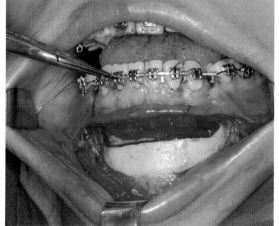

图 11-6 去除骨干扰后将牙骨块就位

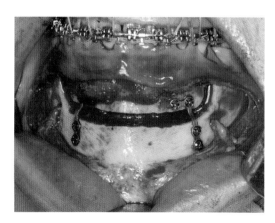
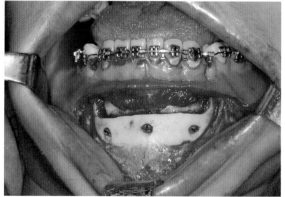

图 11-7 用钛板或螺钉行坚固内固定

橡皮圈横向牵引固定。冲洗创口后缝合黏膜切口。

三、术中与术后注意事项

骨愈合不良或坏死

AMSO 术后牙骨块的血液供应绝大部分来自于舌侧软组织蒂,少部分来自于唇颊侧牙龈黏膜附着。如果术中严重损伤或撕裂软组织蒂,甚至将其与骨块完全分离,将造成血供障碍,导致骨不愈合甚至牙骨块坏死。

牙髓退行性变与坏死

牙髓组织在术后短时间内会出现供血不足。因此,水平骨切开线应设计于根尖下至少5mm,同时保护好舌侧软组织蒂,这样可避免术后发生前牙牙髓的退行性变与坏死。

牙龈萎缩与牙根暴露

行垂直骨切开时,截除牙间骨质过多可能造成牙周支持组织的损伤与牙周附着的丧失,导致术后牙龈与牙周组织萎缩甚至牙根暴露。因此,在截骨时应格外小心,可采用小球钻逐渐磨除的方式去骨。

术后处理

全麻术后常规护理,静脉给予广谱抗生素 3 ~ 5 天,第 7 天拆除缝线。避免用前牙咬食硬物,6 周左右开始术后正畸治疗。

讨论

AMSO 操作相对简单,用骨钻即可完成。最大的风险是在术中损伤舌侧软组织蒂,造成血供障碍,导致下颌前部牙骨块坏死。因此,术者在操作时应将示指放在舌侧对应部位,随时感受手术器械的位置与深度,确保舌侧软组织不被损伤。

四、典型病例

病例一

某女,22 岁,因"地包天"要求矫正。

1. 诊断 临床检查见下前牙及牙槽骨前突,前牙反𬌗,后牙基本为安氏Ⅰ类𬌗。X 线头影测量分析显示 SNA 角为 81°,SNB 为 82°,ANB 为 −1°,颏前点位置正常。

2. 治疗 先行术前正畸治疗,排齐牙列并协调前后牙弓宽度后,行下颌前部根尖下骨切开后退术(拔除下颌双侧第一前磨牙),经术后正畸治疗获得满意矫治效果(图 11-8 ~ 11-12)。

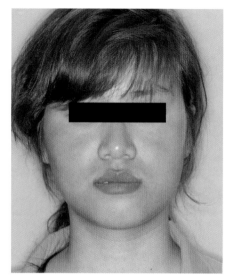
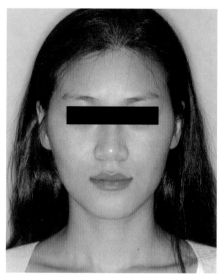

图 11-8　手术前与治疗结束时的正面像

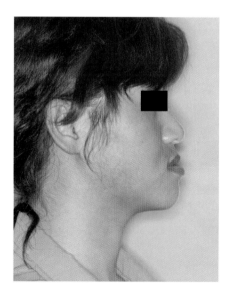
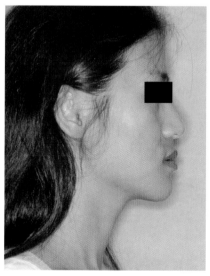

图 11-9　手术前与治疗结束时的侧面像

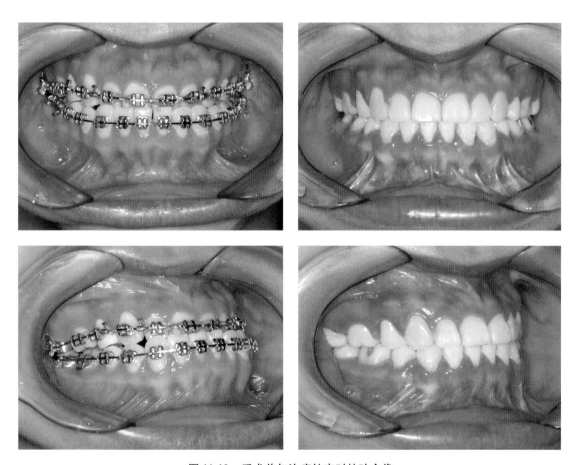

图 11-10 手术前与治疗结束时的咬合像

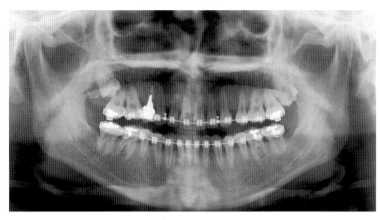

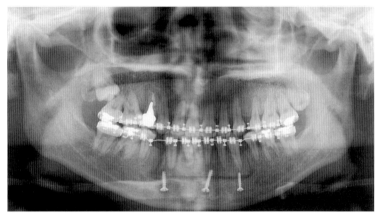

图 11-11 手术前后的颌骨全景片

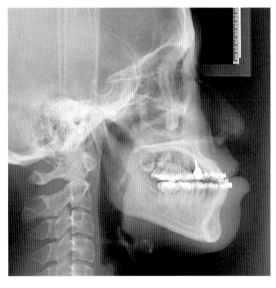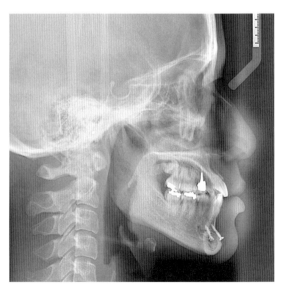

图 11-12 手术前与治疗结束时的头颅侧位 X 线片

病例二

某女,24 岁,因"上下龅牙"要求矫正。

1. **诊断**　临床检查见上下前牙及牙槽骨前突,颏前点后缩,侧面观呈鸟嘴畸形,前牙覆𬌗基本正常,后牙为安氏Ⅰ类𬌗。诊断为双颌前突(bimaxillary protrusion)。

2. **治疗**　在完成术前正畸治疗后(预先拔除上下第一前磨牙),通过模型外科分析准备好𬌗导板、固定唇弓与结扎丝。在全麻下先行下颌前部根尖下骨切开后退术,接着行上颌前部骨切开后退术,最后行颏前徙术。术后经 8 个月正畸治疗获得良好效果(图 11-13 ~ 11-21)。

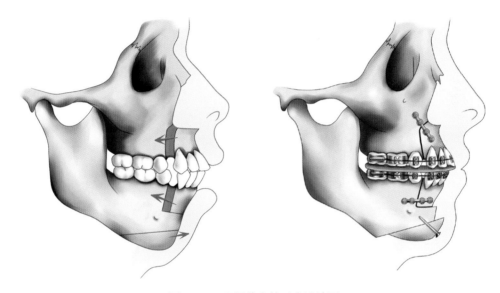

图 11-13　双颌前突的手术设计图

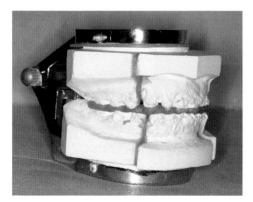
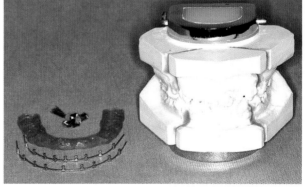

图 11-14　上下颌前部骨切开术模型外科

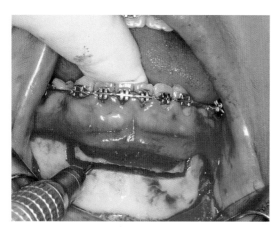
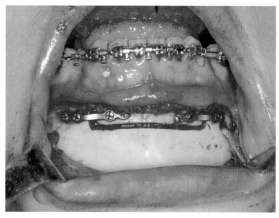

图 11-15 行下颌前部根尖下骨切开术

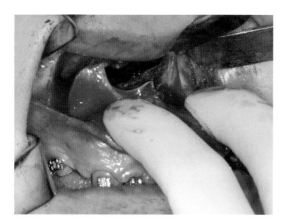
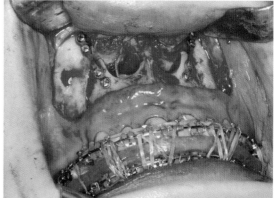

图 11-16 行上颌前部骨切开术

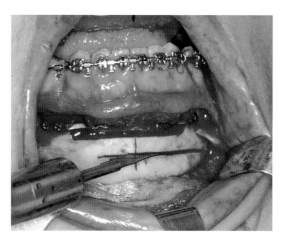
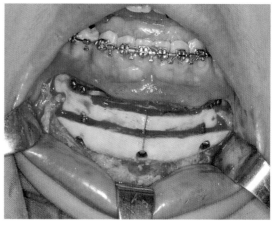

图 11-17 行颏前徙术时的情形

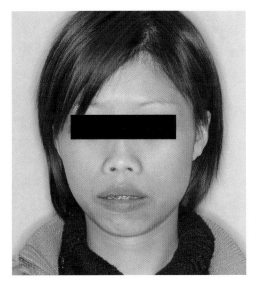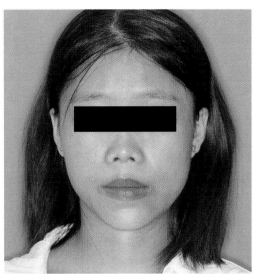

图 11-18　手术前后的正面像

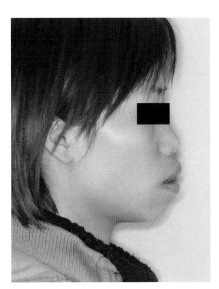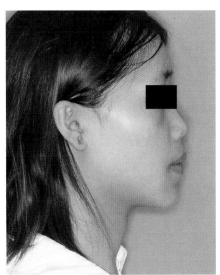

图 11-19　手术前后的侧面像

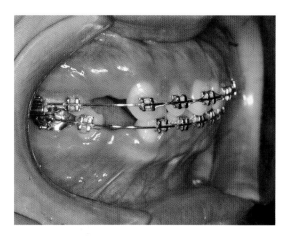
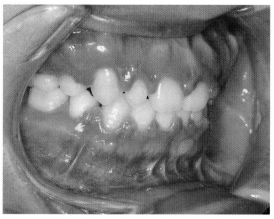

图 11-20　术前与治疗结束时的咬合像

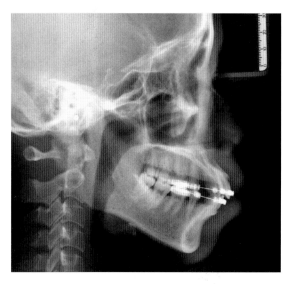
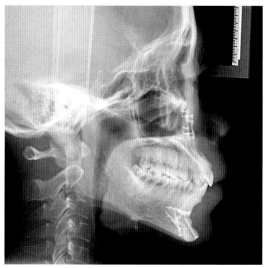

图 11-21　术前与治疗结束时的头颅侧位 X 线片

第十二章

颏成形术

一般说来,所有改变颏部形态与大小的手术都可称为颏成形术,硅胶和 Medpor 等人工材料常被整形外科医生用来隆颏。这里介绍的颏成形术不是这类异质材料植入手术,而特指经口内入路以颏部舌侧肌肉为血供蒂的水平骨切开颏成形术(genioplasty)。这种手术最早由 Hofer(1942)报道,后经改进成为了矫正颏部畸形最为流行的一种术式。

一、适应证与术前准备

适应证

适用于矫治颏部三维空间位置与大小的异常,例如颏部后缩或前突,颏部过短或过长,过宽或过窄以及偏斜等(图 12-1)。颏成形术经常与其他颌面整形手术联合应用以获取更佳的美容效果。

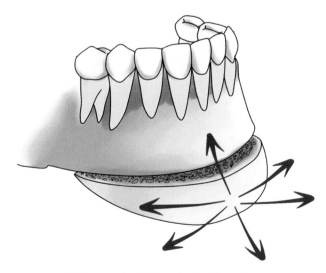

图 12-1　水平骨切开颏成形术示意图

术前准备

1. X线头影测量与全景片的摄取,术前照相。
2. 体检排除手术与全麻禁忌证。

二、手术方法与步骤

手术方法

经唇侧切口入路,在下颌前牙根尖及两侧颏孔下方水平切开下颌骨的正中联合部,将切开后的骨块移动至预期位置进行固定。要求保留水平骨切开线以下的舌侧口底肌肉以及颏部下缘的软组织附着,从而保证切开后的骨块有充足血供。

手术步骤

这里以临床开展最多的颏前徙成形术(advancement genioplasty)为例进行介绍,随后补充有关颏部的减低、增高与缩窄等术式。

1. 切开与显露 在下颌前部软组织内浸润注射含1/30万肾上腺素的生理盐水,在双侧第一前磨牙之间的唇侧黏膜、距前庭沟8mm处作切口。切开黏膜后、略倾斜刀片向下切至骨面,保留少部分唇肌组织于切口上方,以利于伤口缝合。在骨膜下向下剥离至下颌下缘,向后分离显露颏孔及由此穿出的颏神经束,并适当游离松解(图12-2)。

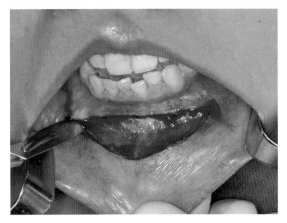 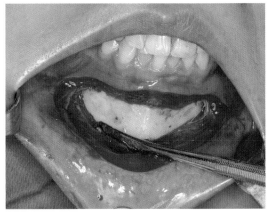

图 12-2 口内切口与术区显露

2. 水平骨切开 用矢状锯在下颌中线、正对两侧尖牙近中的颏部骨面上做3条垂直标记线。在根尖下约6~8mm,从一侧颏孔下方约3~4mm处至另一侧颏孔相对应处,用往复锯水平切开颏部唇舌侧骨板。当切开颏部骨髓腔时渗血较明显时,术者的动作应利落,最好选用厚度0.4mm左右的往复锯片并在实施降压后进行切割,一旦切开舌侧骨板时即停止往深面切割,以免损伤口底肌肉组织。用骨刀插入骨切口内轻轻敲击,将颏部骨块与下颌骨彻底分离。

对骨断端髓腔出血点可用骨蜡填塞止血。操作时保护好颏神经血管束,避免损伤或扯断(图12-3、12-4)。

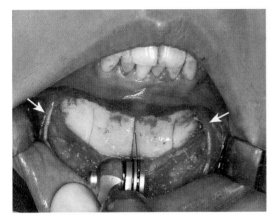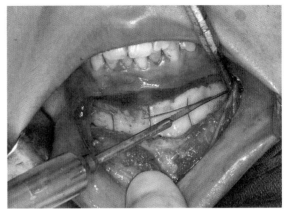

图 12-3 定好标志线后行水平骨切开,注意保护颏神经(箭头所示)

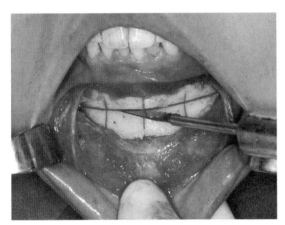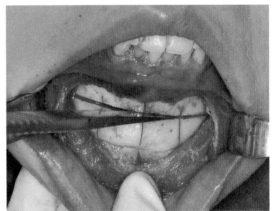

图 12-4 切开内侧骨板后用骨刀分离颏部骨块

3. 移动与固定颏部骨块 用 Kocher 钳夹持颏部向前牵引至预计位置,注意对齐下颌中线。根据术前设计,用标有前徙距离的阶梯状颏成形板将颏部与下颌骨行坚固内固定,最好在其旁边再辅以 2 颗长螺钉(15~17mm)行穿双皮质骨加强固位,也可只用 3 颗长螺钉进行骨内固定(图 12-5、12-6)。

4. 缝合切口 用生理盐水冲净创口内的骨屑与血凝块,将切口上下方的唇肌组织对位缝合 3~4 针,最后缝合口内黏膜切口,放置一根橡皮引流条于创口内。在面部颏唇沟处放置一个条形纱布块后,用胶布适度加压包扎(图 12-7、12-8)。

▌其他术式

根据患者颏部畸形特征与美容需要,可以通过颏成形术将颏部进行摆正、后退、降低或增高、缩窄或加宽等。

1. 颏部的后退、摆正 适用于颏部过突或偏斜者的矫正(图 12-9)。

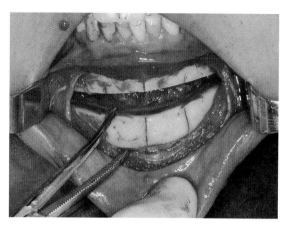
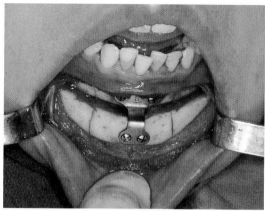

图 12-5 前徙颏部并用阶梯状钛板固定

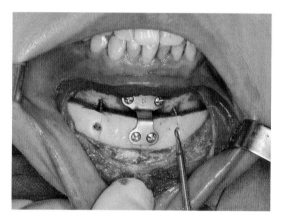
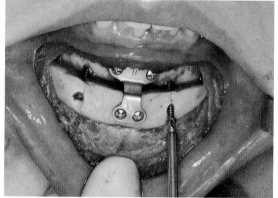

图 12-6 用 2 颗长螺钉加强固位

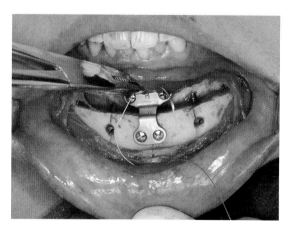
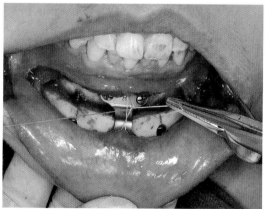

图 12-7 对位缝合颏肌

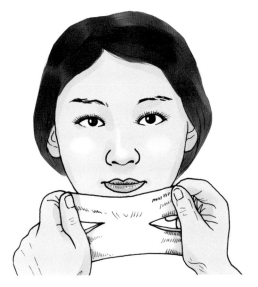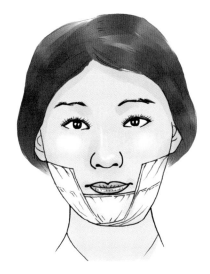

图 12-8 术后包扎情形

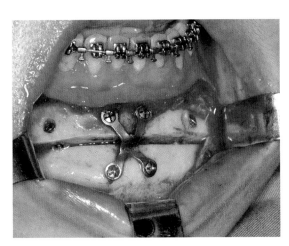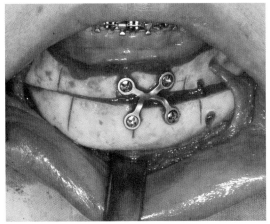

图 12-9 颏部的后退(左)与左移(右)

2. 颏部的降低/增高 当缩短颏部时,需要设计双重骨切开线截除中间一段骨质,这多见于下颌前突同时颏部过长的患者。操作时先在下方切开一条线,然后在上方切开一条线,取出中间骨块(图 12-10)。增高颏部需在下降骨块遗留的间隙内植骨,一般取自髂骨,也可采用其他部位整形手术,如下颌角或外板截除下来的骨组织(图 12-11)。

3. 颏部的加宽/缩窄 在颏正中切开的间隙中植骨可以增加颏部宽度。缩窄颏部时则需要在其正中截除相应一段骨组织,然后将两边的骨块向中央靠拢后行坚固内固定(图 12-12)。有时候需要灵活运用颏部的延长、前徙与缩窄等术式以获取更佳美容效果(图 12-13)。

4. 双重骨切开颏前徙术(double-stack genioplasty) 对个别需大幅度前徙颏部的病例,可以采取双重骨切开前移的方式行颏成形术,注意中间骨块应有足够宽度(≥6mm),否则易发生意外骨折(图 12-14)。

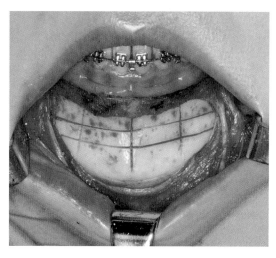
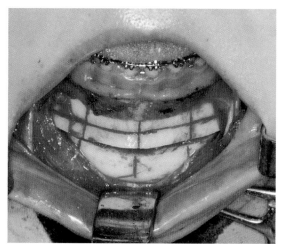

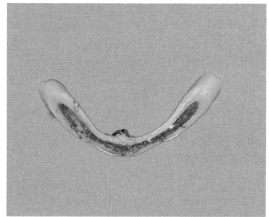
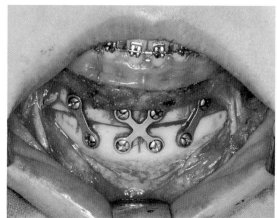

图 12-10 切除一截骨块缩短颏部

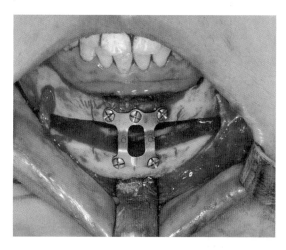
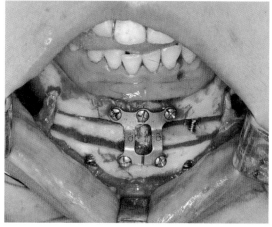

图 12-11 嵌入式植骨增加颏部高度

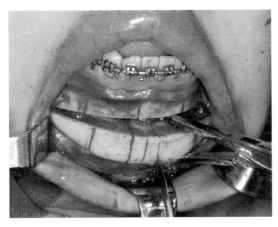
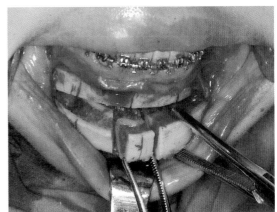
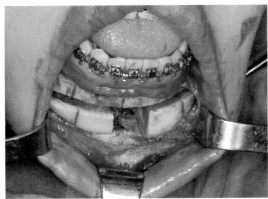
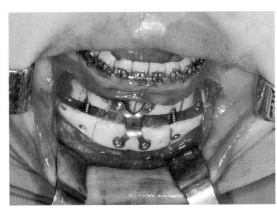

图 12-12　切除中间一块骨质缩窄颏部宽度

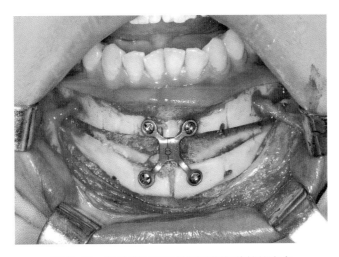

图 12-13　植骨增加高度的同时行颏前徙缩窄术

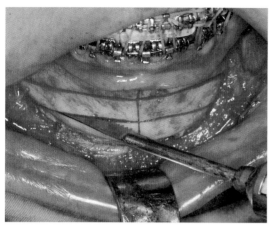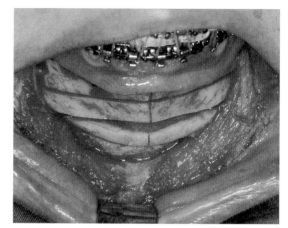

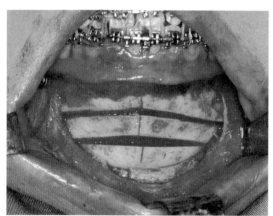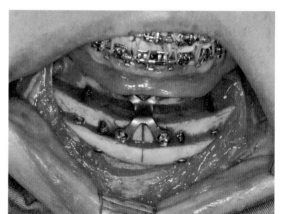

图 12-14　双重骨切开颏前徙术

三、术中与术后注意事项

颏神经损伤

颏成形术后经常出现暂时性唇颏部麻木与感觉迟钝,这是因为颏神经在术中被牵拉所致,一段时间后会逐渐恢复。颏神经损伤可能发生在:①切开前磨牙区黏膜组织过深可能直接割伤颏神经;②水平骨切开线过高损伤下颌管弯曲部的神经束;③显露术区时过度牵拉,直接扯断或撕脱颏神经。因此,术前应仔细研读 X 线片的下颌管影像,由于下牙槽神经血管束在邻近颏孔处的走行常呈弯曲向下的弧形(下颌管弯曲部),因此两侧的骨切开线的设计应位于双侧颏孔下方至少 3mm 的水平,向后下逐渐延伸至第一磨牙处的下颌下缘。若颏神经断裂,可行端-端无张力吻合术,感觉神经纤维的再生能力要强于运动神经。

出血与血肿形成

颏成形术中的出血主要指发生在切开骨髓腔时的渗血。在切骨时,常常发现骨切口内有较明显的出血,但当骨块被完全切开并与下颌骨分离后,渗血大多自动缓解下来。因此,一旦开始切骨,应该使用效率高的往复锯尽快完成骨切开。术后骨创面或口底肌肉持续的渗血可能在口底与下颌下区形成血肿(图 12-15)。口底出现轻度肿胀及黏膜轻微发紫是正常的术后反应,一旦发现有较大血肿形成,舌体抬高,应拆除口内 2 针缝线,从切口伸入负压吸引管吸尽伤口内的淤血。若发现活跃出血,应及时送回手术室进行彻底止血。术后要密切观察口底情况及舌的动度,不要掉以轻心,口底血肿可以压迫气道造成上呼吸道梗阻与窒息。

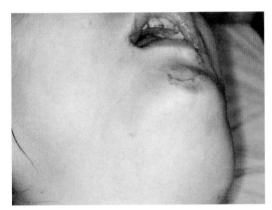
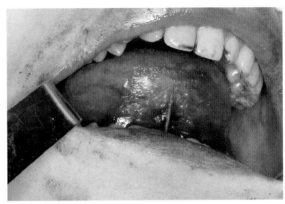

图 12-15　颌下与口底出现血肿时的情形

术后处理

术后护理与治疗常规同下颌根尖下骨切开术。在复苏室里要注意吸引,密切观察伤口有无渗血及口底或下颌下区有无血肿形成。术后第 7~8 天拆线。

讨论

过去常用硅胶等人工材料进行"隆颏术",其优点是简单方便,但仍存在塑形、固位及异质材料植入可能的排斥感染等问题(图 12-16)。因此,采用颏部骨切开成形术更能保证获取稳

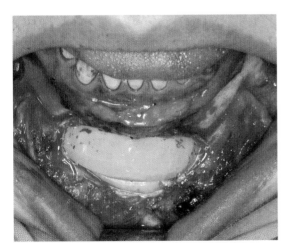
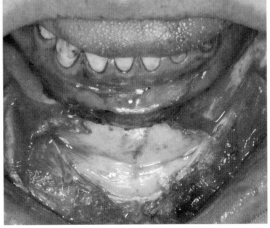

图 12-16　硅胶植入后形成的纤维包膜与压迫性骨吸收

定的美容效果。受软组织弹性与周围组织张力的影响,术后颏部软组织的前移程度略小于骨块前徙量,其位移距离除受颏部骨块前徙程度影响外,还与术中其附丽软组织被剥离的范围密切相关,剥离范围越小,术后软组织前移度越大,因而容貌改观也越明显。因此,在保证显露术野的前提下,应尽量保留下颌下缘处的软组织附着。

四、典型病例

病例一

某女,27 岁,因"上牙前突小下巴"要求矫正。

1. 诊断 临床检查见上前牙前突伴颏部后缩,颏唇沟浅,侧位 X 线头影测量分析结果显示为颏后缩。

2. 治疗 拔除上下颌双侧第一前磨牙通过正畸手段矫正上颌牙性前突后,行颏成形术前徙颏部 10mm,获得满意美容效果(图 12-17 ~ 12-20)。

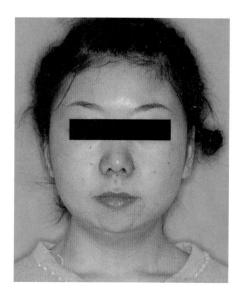 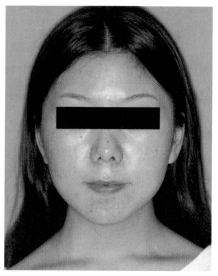

图 12-17 手术前后的正面像

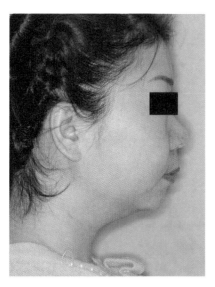
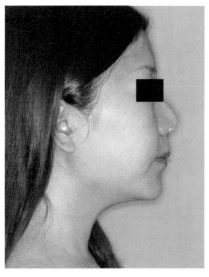

图 12-18 手术前后的侧面像

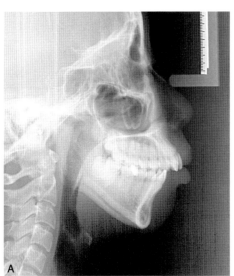
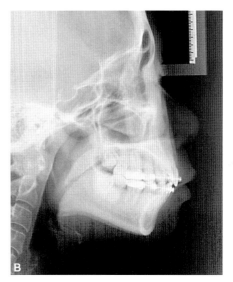

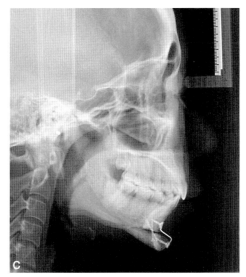

图 12-19 治疗前后的 X 线头影测量片
A. 正畸前；B. 正畸后；C. 治疗结束

129

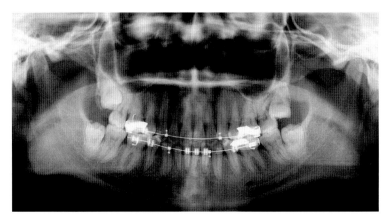

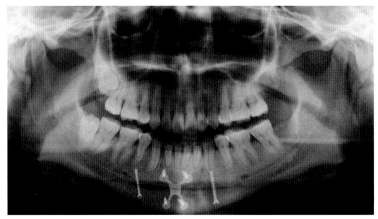

图 12-20 手术前后的颌骨全景片

病例二

某男,22 岁,因"牙不整齐下巴宽"要求矫正。

1. 诊断 临床检查见牙列拥挤,前后牙𬌗关系基本正常,颏部显得过宽过方。

2. 治疗 通过正畸手段矫正牙列拥挤,行颏成形术缩窄颏部 10mm,获得满意效果(图 12-21 ~ 12-23)。

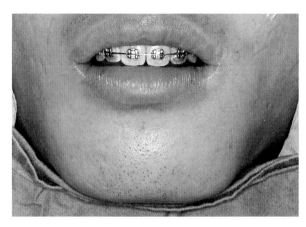 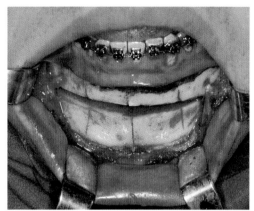

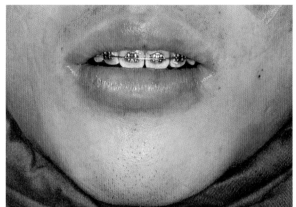 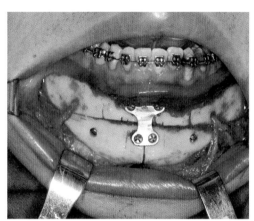

图 12-21　行颏部缩窄术的情形

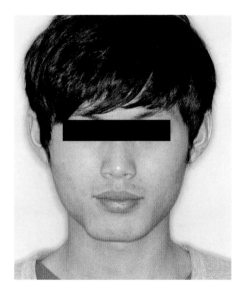 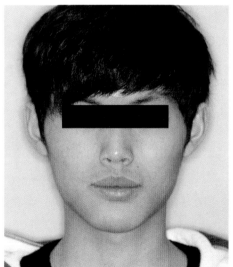

图 12-22　手术前后的正面像

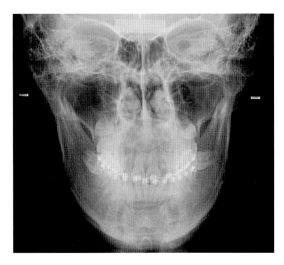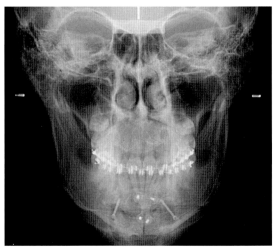

图 12-23 手术前后的头颅正位 X 线片

第十三章

双颌外科手术

双颌外科(bimaxillary surgery or both jaw surgery)是指将上颌及下颌的手术同期进行用来矫治双颌畸形(bimaxillary deformities)的一种手术模式。在临床上,双颌外科通常是指上颌 Le Fort Ⅰ型骨切开术与下颌 SSRO 或 IVRO 合并使用,有时加颏成形术。双颌手术能够大幅度地调整患者的颌面骨骼位置、形态与咬合关系,从而取得令人惊奇的颌面整形效果。

一、适应证与术前准备

适应证

双颌外科适用于矫正同时累及上下颌骨体积大小与三维空间关系异常的复杂对称或不对称牙颌面畸形,例如:下颌前突伴上颌后缩、长面综合征以及半侧颜面短小畸形等。

术前准备

1. 术前正畸治疗。
2. 模型外科分析并制作双殆导板。
3. 体检排除手术与全麻禁忌证,做好输血与导尿的准备。

对需要行双颌手术的病例,术前应根据 X 线头影测量预测结果,通过模型外科确定上下颌骨移动的方向和量,并用自凝塑料制作中间殆导板和终末殆导板。前者是在恢复上颌骨与颅骨以及上颌唇齿正常位置关系的情况下,保持下颌骨位置不变,根据此时的上下颌咬合关系制作的殆导板,用以引导上颌骨按术前设计就位(图 13-1)。后者是根据上下颌最终咬合关系制作的殆导板,引导下颌骨遵循已经固定好的上颌骨就位。制作的双殆导板应做好标记供术中辨认(图 13-2)。

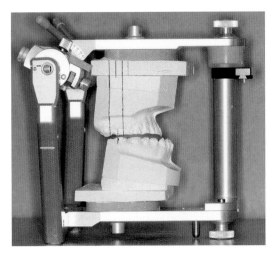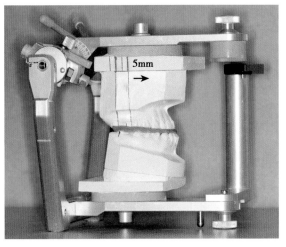

图 13-1 移动上颌骨后制作中间𬌗导板

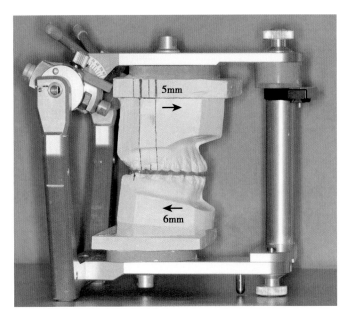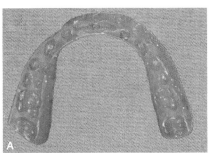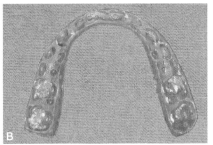

图 13-2 移动下颌骨后制作终末𬌗导板
A. 中间𬌗导板；B. 终末𬌗导板

二、手术方法与步骤

手术方法

双颌手术是将上下颌单颌手术同期进行的一种外科手术模式,具体操作方法与单颌手术一样。

手术步骤

通常采用的手术步骤是：上颌手术→下颌手术→颏部手术。

1. 上颌 Le Fort Ⅰ 型骨切开术　完成上颌骨的切开后，用上颌复位钳将松动的上颌骨在中间𬌗导板的引导下就位。用橡皮圈或钢丝暂时行颌间结扎，用微型钛板行坚固内固定（图 13-3）。随后拆除颌间结扎开始进行下颌的手术。

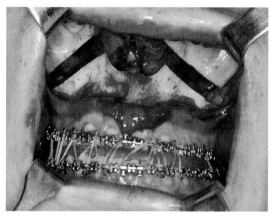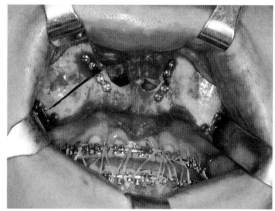

图 13-3　用中间𬌗导板引导上颌就位并固定

2. 下颌手术　如果需要后退下颌，常选用 SSRO 或 IVRO。如果需要前徙下颌，则采用 SSRO。当完成下颌骨切开术后，移动远心骨段，使其牙列就位于终末𬌗导板，接着进行颌间结扎。若行 SSRO 则需要行坚固内固定（图 13-4 左图），如果行 IVRO 手术则不必进行骨内固定（图 13-4 右图）。

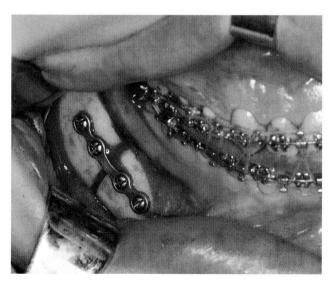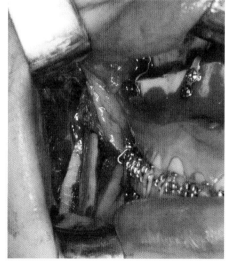

图 13-4　用终末𬌗导板引导下颌就位并固定

双颌手术的步骤一般为先完成上颌手术,然后行下颌手术。但对拟行 SSRO 手术者,我们常先行下颌支的双侧骨切开,暂不进行劈开以确保下颌骨位置不变,随后行上颌 Le Fort Ⅰ 型骨切开术并固定,最后再将下颌支完全劈开并移动到预期位置。这种顺序上的调整有助于减少术中创口渗血并方便下颌手术操作。

3. 颏成形术　由于颌骨的移动和位置关系的变化将影响到颏前点位置,因此应视具体情况决定有无必要行颏成形术以及颏部骨块的移动方向与距离(图 13-5)。

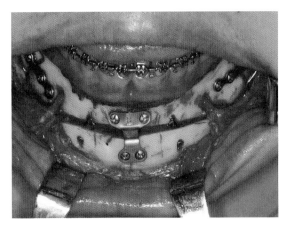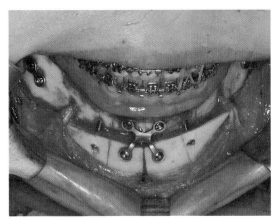

图 13-5　完成上下颌手术后行颏成形术

三、术中与术后注意事项

出血与呼吸道意外

双颌外科出血通常比单颌手术多,因此应做好输血准备。术中应采取降压麻醉,当出血量达到血容量的 10% ~15% 时,应及时输血。

对于 IVRO 手术后即刻进行颌间结扎的患者,应放置鼻咽通气管,便于口咽部分泌物的吸出。由于 SSRO 便于行坚固内固定,无需术后即刻进行颌间结扎固定,因此在双颌手术时,选用 SSRO 的医生较多,这有助于减少呼吸道意外的发生几率。

稳定性与畸形复发

双颌外科涉及到上下颌骨的同时切开与移动,术后颌周肌肉的牵引以及骨愈合状况都会对颌骨的稳定性产生影响。

1. 坚固内固定　用钛板与螺钉进行骨段间的固定显著降低了移动骨段的复位趋势。

2. 植骨　当上颌骨下降超过 4mm 或前移超过 6mm 时,需要在移动后遗留的间隙中植骨以防止骨块回缩。

3. 颌间固定　即使进行了坚固内固定,为了使神经肌肉系统尽快适应新的颌骨位置,有必要在术后辅以 2 ~3 周的颌间固定,这有助于提高颌骨的稳定性,防止畸形复发。

术后处理

由于双颌手术时间相对单颌手术更长,创伤也较大,因此术后的强化监护十分重要。应安排专门医护人员密切观察伤口渗血与水肿情况,及时吸出积聚在口咽腔的分泌物,确保呼吸道畅通。术后常规给予广谱抗生素预防伤口感染,并注意营养支持。

口颌系统的康复治疗十分重要,常用方法有术区理疗和肌功能训练。在解除颌间结扎后,患者的张口受限较为严重,此时应缓慢进行被动与主动张闭口训练。每天训练 3 ~ 4 次,每次 2 ~ 3 分钟,每次以咀嚼肌肉略感酸胀为度,随着张口度的增大可增加训练次数和时间。当张口度基本恢复后,可开始进行下颌前伸与侧方运动的训练,同时开始术后正畸治疗。

现代医学的发展以及先进手术器械的应用使双颌外科成为了一种安全的手术方式,但双颌手术毕竟比单颌手术涉及的解剖结构多,手术时间较长,出血较多,出现并发症的几率也高于单颌手术,因此应做好充分的术前准备、精心的术中操作及完备的术后监护,才能确保手术成功。双颌手术较大幅度改变了患者的颌面骨骼位置关系,在进行手术设计时应考虑对整个面部轮廓外形的影响。例如,下颌后退术会使颏前点后缩,Le Fort Ⅰ型骨切开前徙术会使鼻梁显得塌陷,这时需要行颏前徙术或Ⅱ期隆鼻术改善外形。对颌面不对称畸形,特别伴上颌明显倾斜的患者需要用双颌手术进行矫正,先摆正上颌𬌗平面,在此基础上再行下颌与颏部手术,有时还需配合轮廓整形(如下颌角成形与颧骨成形术)才能获取匀称效果。

四、典 型 病 例

病例一

某男,24 岁,因"地包天"要求矫正。

1. 诊断　检查见面下份前突、面中份塌陷、前牙反𬌗、后牙安氏Ⅲ类𬌗。X 线头影测量分

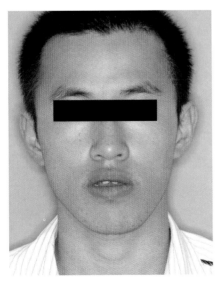
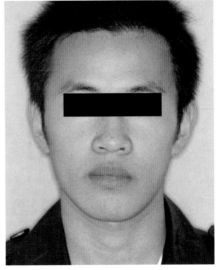

图 13-6　手术前后的正面像

析显示 SNA 角为 78°, SNB 角为 86°, ANB 角为 –8°。临床诊断为下颌前突伴上颌发育不足（mandibular protrusion with maxillary deficiency）。

2. 治疗 完成术前正畸治疗后, 在全麻下行 Le Fort Ⅰ型骨切开术前徙上颌 5mm, 同期行 SSRO 后退下颌 8mm。经过术后正畸治疗获得满意效果（图 13-6 ~ 13-10）。

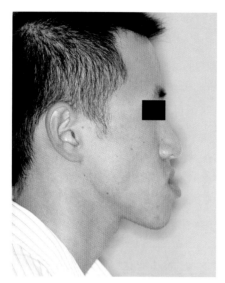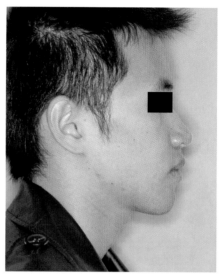

图 13-7 手术前后的侧面像

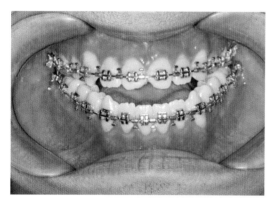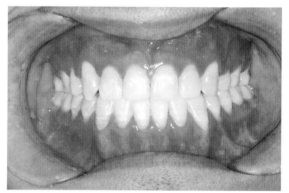

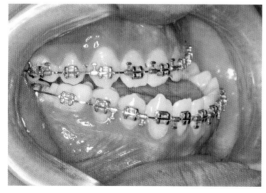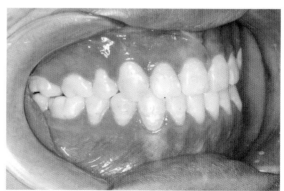

图 13-8 手术前后的咬合像

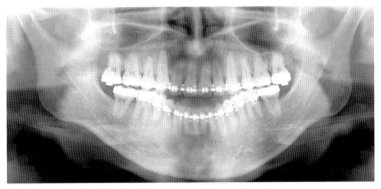

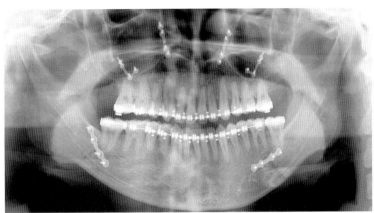

图 13-9 手术前后的颌骨全景片

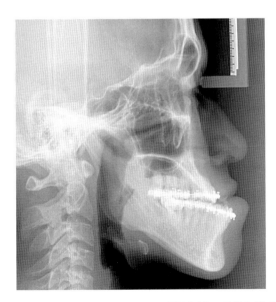
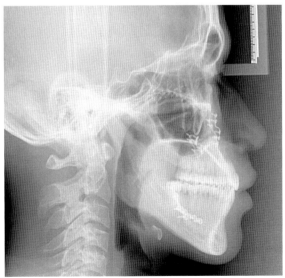

图 13-10 术前与治疗结束时的头颅侧位 X 线片

病例二

某女,25 岁,因"龅牙露牙龈"要求矫正。

1. 诊断　检查见上颌前突、微笑露龈、下颌后缩、前牙深覆𬌗深覆盖、后牙安氏Ⅱ类𬌗。X线头影测量分析诊断为上颌发育过度伴下颌发育不足(maxillary excess with mandibular deficiency)。

2. 治疗　完成术前正畸治疗后,在全麻下行 Le Fort Ⅰ型骨切开术上移上颌 4mm、后退 5mm,同期行下颌前部根尖下骨切开术下移下颌前部牙骨段 4mm,SSRO 前徙下颌 7mm。获得满意效果(图 13-11 ~ 13-15)。

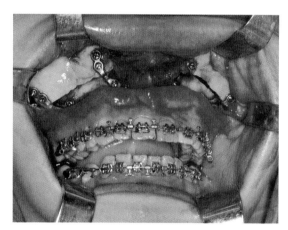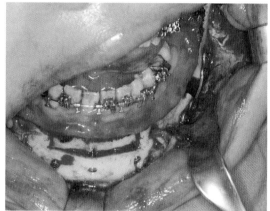

图 13-11　双颌手术时的情形

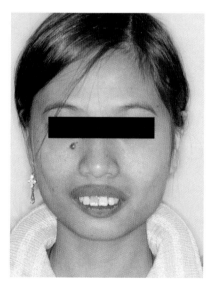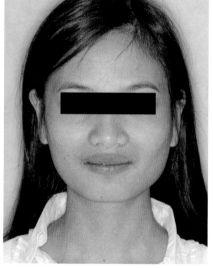

图 13-12　手术前后的正面像

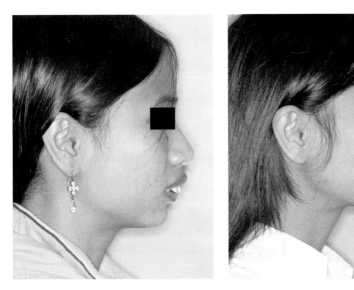

图 13-13　手术前后的侧面像

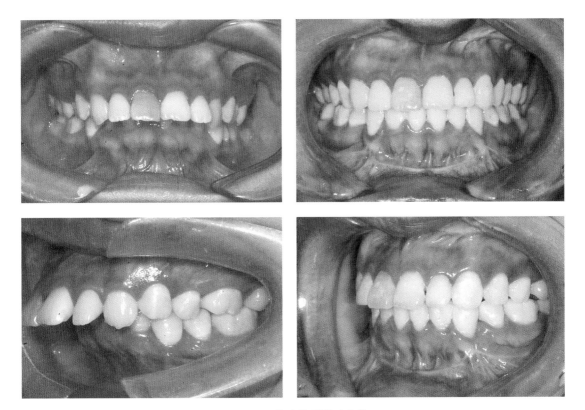

图 13-14　治疗前后的咬合像

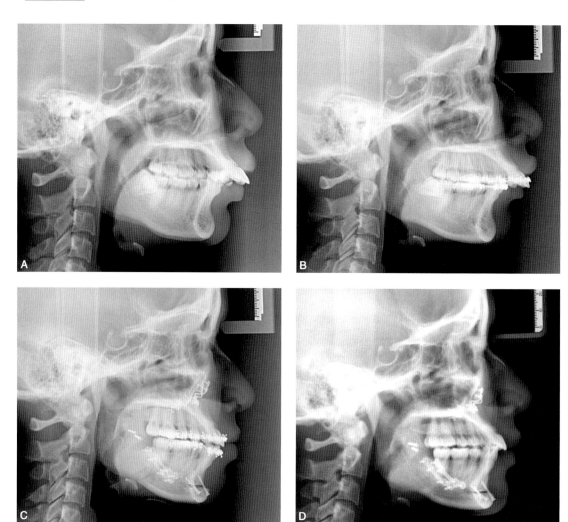

图 13-15 手术前后的头颅侧位 X 线片
A. 正畸治疗前；B. 手术前；C. 手术后；D. 正畸治疗后

病例三

某女,22 岁,因长脸、前牙闭合不全求治。

1. 诊断 检查见面高比例失调,呈长面型,开唇露齿伴颏后缩。上下前牙开𬌗,后牙早接触,安氏Ⅲ类𬌗。结合影像学检查诊断为长面综合征(long face syndrome)。

2. 治疗 完成术前正畸治疗后,在全麻下行 Le Fort Ⅰ型骨切开术上移上颌 6mm(后份移动量大于前份)同时前徙 4mm;下颌行 SSRO 后退旋转术,最后行颏前徙缩窄术(图 13-16 ~ 13-23)。

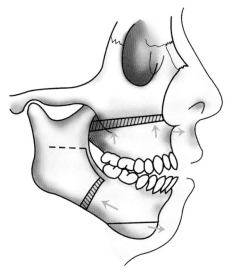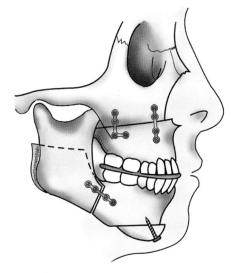

图 13-16 长面综合征手术矫正示意图

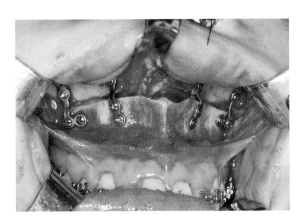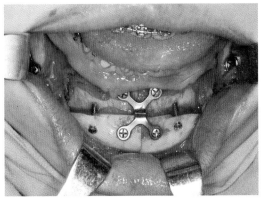

图 13-17 双颌手术时的情形

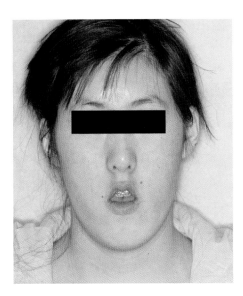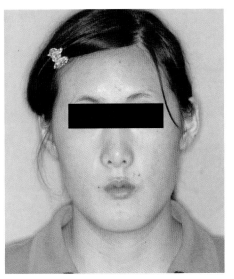

图 13-18 手术前后的正面像

143

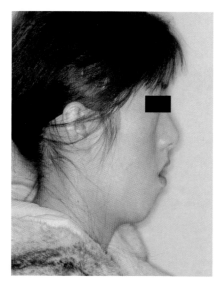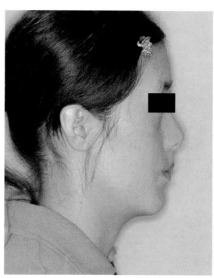

图 13-19　手术前后的侧面像

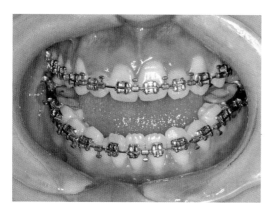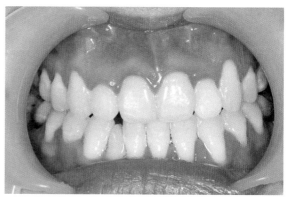

图 13-20　前牙开𬌗被矫治

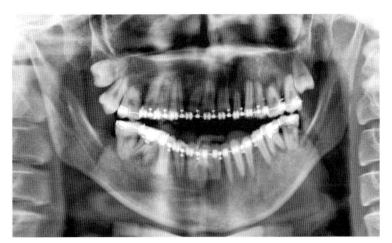

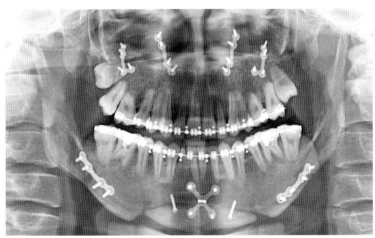

图 13-21　手术前后的颌骨全景片

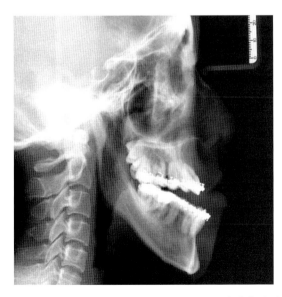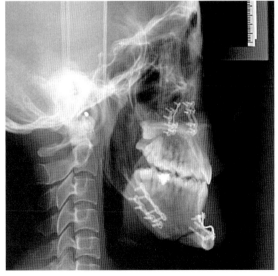

图 13-22　手术前与治疗结束时的头颅侧位 X 线片

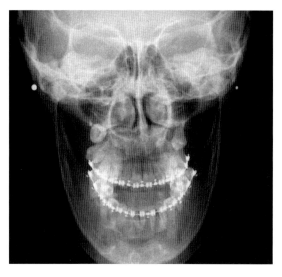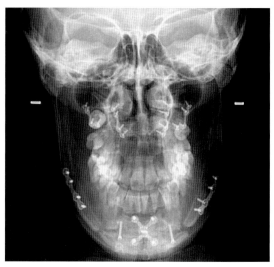

图 13-23 手术前与治疗结束时头颅正位 X 线片

病例四

某女,21 岁,因颌面歪斜求治。

1. 诊断 检查见颜面不对称,上下牙中线不正,颏前点偏向右侧,上颌𬌗平面倾斜。影像学检查发现左侧下颌(尤其是髁突颈)发育过长。诊断为偏突颌畸形(laterognathism of the mandible)。

2. 治疗 完成术前正畸治疗后,在全麻下行 Le Fort Ⅰ 型骨切开术上移左侧上颌𬌗平面,右侧行 SSRO,左侧行 IORO 旋转下颌骨至正中位恢复颌面对称性(图 13-24 ~ 13-33)。

3. 讨论 下颌偏突颌畸形多由一侧髁突颈增生过长所致,多数下颌偏突颌畸形患者伴有不同程度的𬌗平面倾斜,当𬌗平面偏斜不严重(左右相差<5mm)时,单通过下颌手术(有时辅以颏成形术)即可获得良好矫正效果,而不需要同期行上颌手术摆正𬌗平面,从而减少手术创伤。

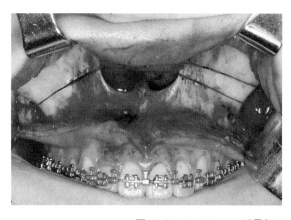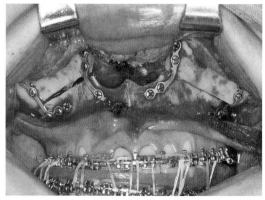

图 13-24 Le Fort Ⅰ 型骨切开术压低左侧上颌整平𬌗平面

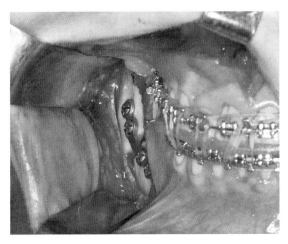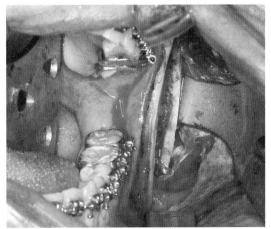

图 13-25 矢状劈开术旋转右下颌,斜行骨切开术后退并上移左下颌

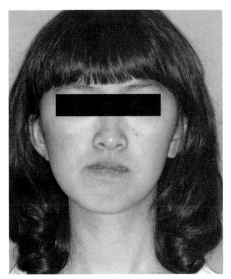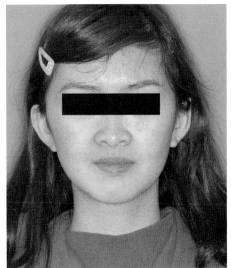

图 13-26 手术前后的正面像

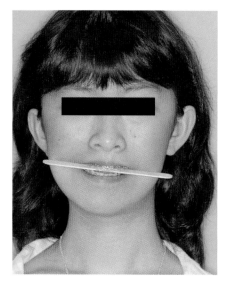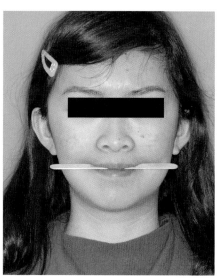

图 13-27 上颌平面倾斜得以矫正

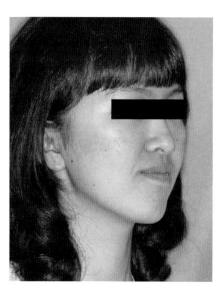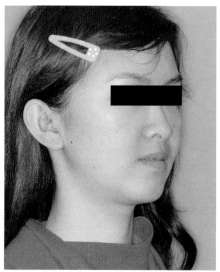

图 13-28 手术前后的斜侧位像

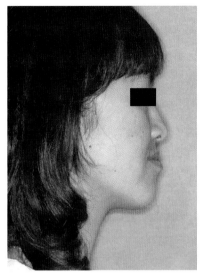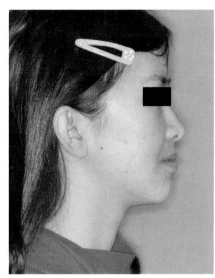

图 13-29 手术前后的侧面像

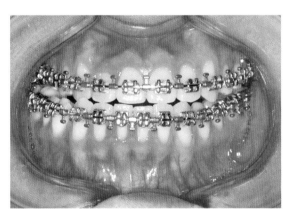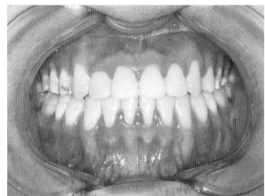

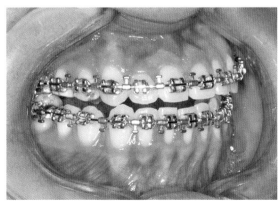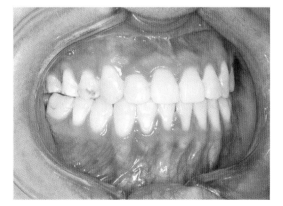

图 13-30 手术前后的咬合像

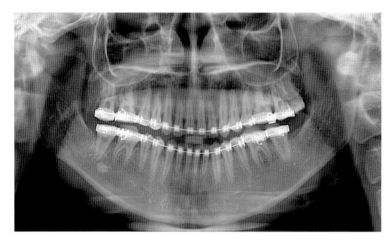

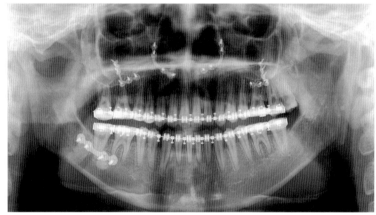

图 13-31　手术前后的颌骨全景片

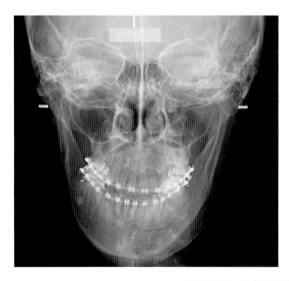
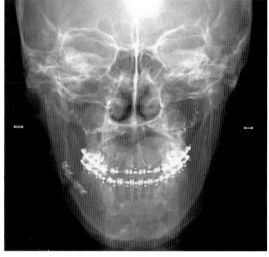

图 13-32　手术前后的头颅正位 X 线片

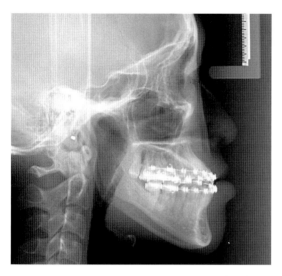
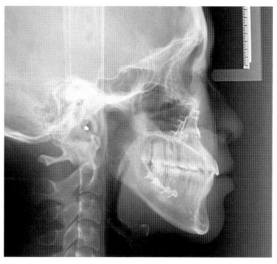

图 13-33 手术前与治疗结束时的头颅侧位 X 线片

病例五

某女,22 岁,因面部不对称就诊。幼年时因右侧附耳与外耳畸形接受过整形手术。

1. 诊断 检查见颜面明显不对称,右侧颌面短小,上颌𬌗平面倾斜。影像学检查发现右下颌支及体部短小,髁突发育不良。诊断为半侧颜面短小畸形(hemifacial microsomia),又名第一、二鳃弓综合征(the first and second branchial arch syndrome)。

2. 治疗 完成术前正畸治疗后,在全麻下行 Le Fort Ⅰ 型骨切开术整平上颌𬌗平面,经口内入路行倒 L 形骨切开术前徙与下降右侧下颌支,左下颌行 SSRO,最后行颏成形术旋转摆正颏部。将骨段进行旋转、下降与前徙后遗留间隙内植入自体髂骨(图 13-34 ~ 13-42)。

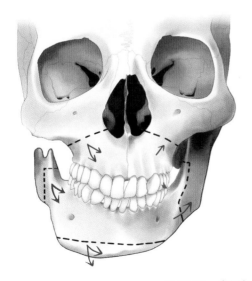
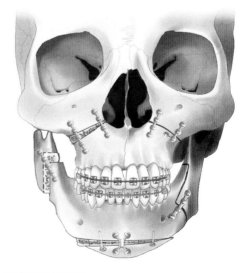

图 13-34 半侧颜面短小手术矫正示意图

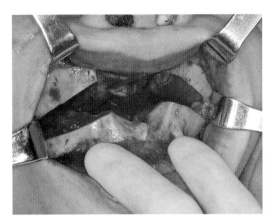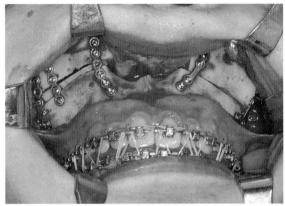

图 13-35 下降右上颌(植骨)并适度上移左上颌摆平骀平面

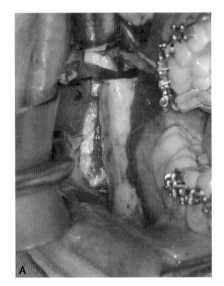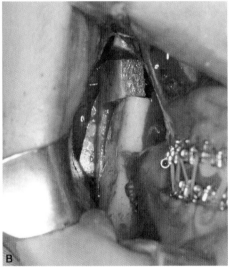

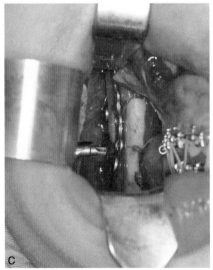

图 13-36 右下颌支倒 L 形骨切开术
A. 行倒 L 形骨切开;B. 间隙内植骨;C. 用穿颊器行坚固内固定

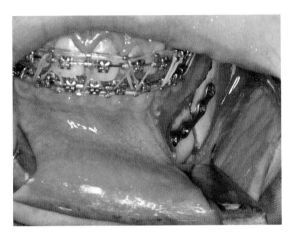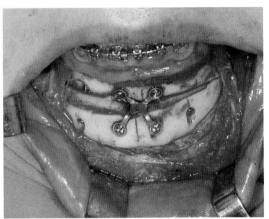

图 13-37 左下颌行 SSRO 及颏部旋转前徙(植骨)术

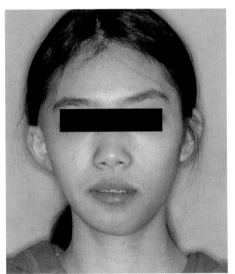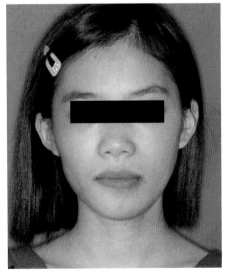

图 13-38 手术前后的正面像

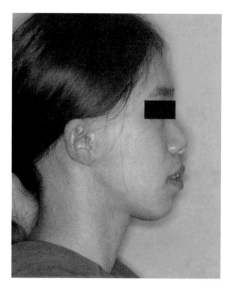
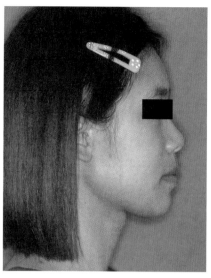

图 13-39　手术前后的侧面像

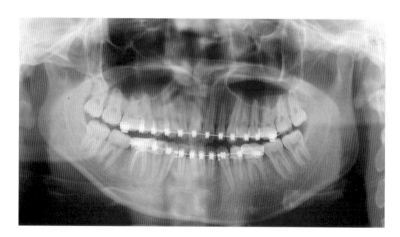

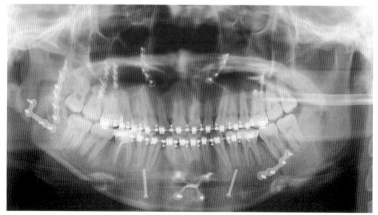

图 13-40　手术前后的颌骨全景片

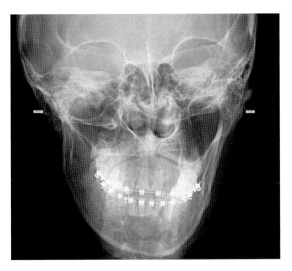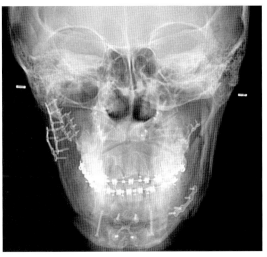

图 13-41　手术前后的头颅正位 X 线片

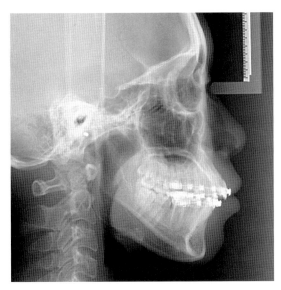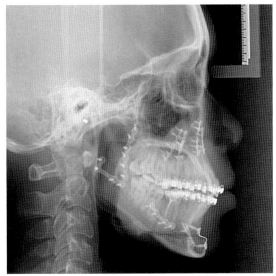

图 13-42　手术前后的头颅侧位 X 线片

3. 讨论　半侧颜面短小畸形需采用多种手术并配合游离骨移植来矫治。手术中患侧上颌的下降一定要足够,从而保证患侧下颌支与颏部短小得以充分矫正。在多数情况下,患侧下颌支倒 L 形骨切开术采取口外入路施行,这样便于手术操作,而且可以通过下颌下切口植入 Medpor 等生物材料来解决患侧下颌区硬组织量不足的问题。

病例六

某女,19 岁,10 年前因颌面外伤,以后逐渐张口受限伴面部不对称就诊。

1. 诊断　检查见颜面不对称,左侧下颌短小,颏前点后缩并左偏,上颌殆平面倾斜,张口受限,张口度约 2 指半。影像学检查发现左颞下颌关节区骨球形成伴纤维骨性强直,左下颌支及体部变短。诊断为左颞下颌关节强直伴单侧小颌畸形。

2. 治疗　完成术前正畸治疗后,在全麻下行左侧关节成形术,将向内侧移位后的髁突重新复位固定重建关节功能。同期行 Le Fort Ⅰ型骨切开术整平上颌𬌗平面,右下颌支行垂直骨切开旋转后退术,最后行颏成形前徙摆正术。术后张口功能恢复正常,颌面畸形得以矫治(图13-43～13-49)。

3. 讨论　由于颌面外伤,特别是髁突骨折所致的颞下颌关节强直(temporomandibular joint ankylosis)是一种常见口腔疾患,发生于儿童时期的强直又会导致成年后严重的发育性颌面畸形。随着正颌外科的发展,对关节强直的治疗理念应该从单纯解决开口问题过渡到全方位处理这类患者存在的颌面畸形及睡眠呼吸障碍等问题。

对关节强直合并颌骨畸形的治疗,目前有关节成形术与正颌手术同期与分期进行两种方案。对于畸形不严重、𬌗关系条件较好者可采取同期手术,必要时辅以术后正畸改善咬合关系。对纤维性关节强直有足够开口度完成术前正畸者,也可将关节与正颌手术同期进行。对严重畸形及𬌗关系明显错乱者,或体质虚弱伴发严重呼吸功能障碍者,则采取分期手术。将关节与双颌手术同期进行,不仅对手术后正确的牙𬌗位置关系难以预测,而且由于手术复杂、时间长、出血多而增大了手术风险。因此,我们更多情况是先行关节手术恢复张口,接着行术前正畸治疗,Ⅱ期再行正颌手术改善容貌与咬合关系。

对于单侧关节强直继发严重颌骨畸形的成年患者的治疗较为复杂,在完成Ⅰ期关节成形术及术前正畸后,其Ⅱ期手术设计类似于半侧颜面短小畸形。

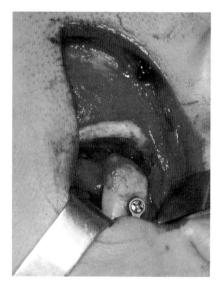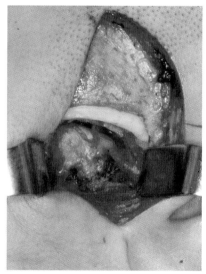

图 13-43　去除骨球后将向内侧移位的髁突与关节盘重新复位

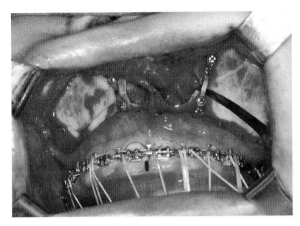
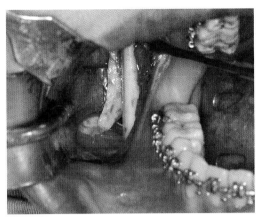
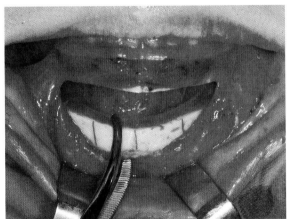
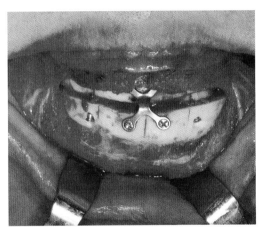

图 13-44　同期行正颌外科手术矫正继发畸形

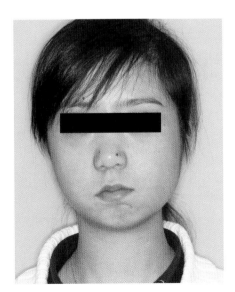
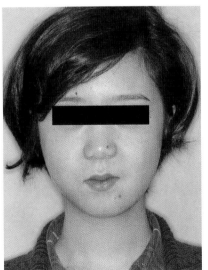

图 13-45　手术前后的正面像

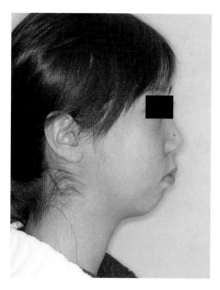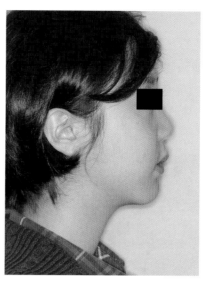

图 13-46 手术前后的侧面像

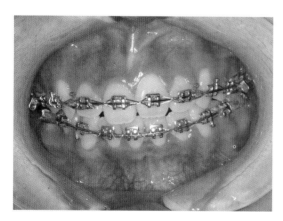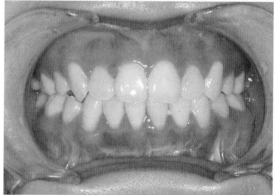

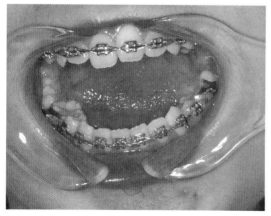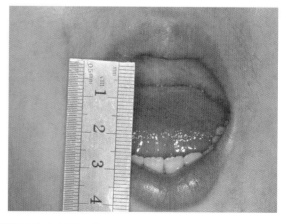

图 13-47 手术前后的咬合像与张口度

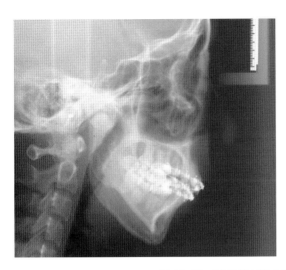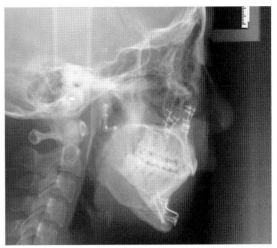

图 13-48　手术前与治疗结束后的头颅侧位 X 线片

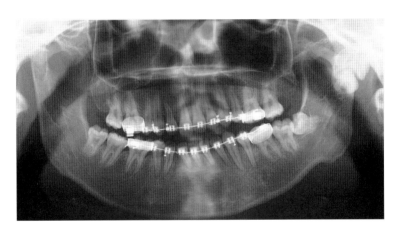

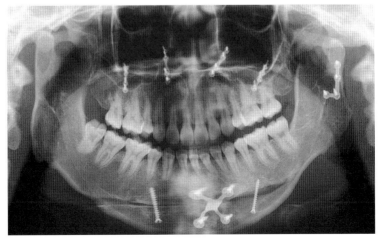

图 13-49　手术前与治疗结束后的颌骨全景片

第十四章

颌骨牵张成骨

牵张成骨(distraction osteogenesis,DO)是一种矫治骨骼发育不足和整复骨缺损畸形的方法,被誉为内源性组织工程技术(endogenous tissue engineering)。DO 起源于整形外科,用于四肢长骨的延长。1992 年,美国整形专家 McCarthy 首次利用这项技术成功延长了半侧颜面短小患者的下颌骨,以后 DO 才逐渐应用于颅颌面整形外科。

一、适应证与术前准备

适应证

牵张成骨的主要优点是避免植骨,而且可以同时延伸周围软组织,因此可较大幅度改变颌骨位置与增加骨量。在颌面整形外科领域,DO 常用于:

1. 上颌及面中份严重发育不足,例如唇腭裂术后继发上颌后缩与牙弓缩窄。
2. 下颌严重发育不足,例如半侧颜面短小畸形与关节强直继发小下颌畸形等。

术前准备

1. 必要时行术前正畸治疗。
2. 影像学检查与模型外科分析。
3. 排除手术与全麻禁忌证。

二、治疗方法与步骤

治疗方法

牵张成骨是通过专门的牵张器(distractor)并通过其施加适宜大小的牵张力,使预先切开的骨断端逐渐分离,在张应力刺激下,牵张间隙内的成骨活跃,新生骨小梁沿牵引方向排列,主要以膜内成骨的方式完成骨再生(图 14-1)。

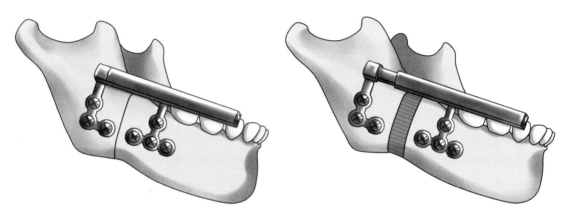

图 14-1　颌骨牵张成骨示意图(Medicon)

治疗步骤

1. 骨切开术(osteotomy)　骨切开术是形成牵张间隙进而在此处再生新骨的前提条件。骨切开处的成骨细胞主要来自骨膜,因此,应尽可能保留骨膜,在下颌骨还应保护好下牙槽神经血管束。

2. 延迟期(delay period)　延迟期是指骨切开后与开始加力牵引时的间歇期,相当于骨折修复的早期阶段,间歇期以 5~7 天为宜。

3. 牵张期(distraction period)　这个阶段是通过牵张器施加牵张力使两骨断端逐渐分离,牵张间歇内新骨开始生成的时期。决定新骨生成的关键因素是牵张速率(distraction rate)和频率(frequency)。在颌骨,以 1mm/d 的速率及每天 2~4 次(0.5~0.25mm/次)的频率进行牵张可有效刺激骨再生。

4. 固定期(consolidation period)　固定期是指牵引结束至牵张器拆除的这段时间,一般为 12 周。这是骨组织进一步形成钙化与改建塑形并获得足够生物力学强度的时期。临床上可参照 X 线检查结果决定拆除牵张装置的时机。

三、注　意　事　项

颌骨牵张与长骨延长不同,由于牙列的存在,DO 前后𬌗关系会发生改变,这需要正畸医师的配合,才能取得外形和功能的同时改善。正畸医师应参与对咬合关系改变的评估,协助确定牵张器安放位置以及对牵张方向和再生骨量的预测等。同正颌外科的诊治程序一样,需要对患者的头影测量、颌骨全景片及牙𬌗模型等资料进行分析,制定出矫治方案,并进行必要的术前与术后正畸治疗。

牵张成骨在矫治颌骨严重发育不足和整复骨骼缺损畸形中有其独特优势,但要认识到 DO

还存在疗程较长、费用高、需要二次手术与麻醉以及骨愈合不良甚至不连接等缺点。因此,应掌握好适应证,对能用正颌外科手术一次完成并能获得良好效果的患者没有必要选择颌骨牵张术。

四、典型病例

病例一

某男,20 岁,因"地包天"要求矫正。

1. 诊断 检查发现下颌前突、上颌后缩、上牙弓严重缩窄牙列拥挤、前牙反𬌗、后牙安氏Ⅲ类𬌗。诊断为下颌前突合并上颌发育不足(横向与前后向)。

2. 治疗 经会诊决定分 2 次手术完成矫治。

(1) 上颌横向牵张:戴入上颌扩弓簧(图 14-2A),全麻下行 Le Fort Ⅰ 型骨切开术,注意要劈开腭中缝,凿开翼上颌连接但不必行折断降下(图 14-2B)。间歇 5 天后即可调节扩弓簧旋钮,以 1mm/d、2 次/天(12 小时一次)、0.5mm/次的方式将腭中缝扩宽 8.5mm。随后通过固定矫治器,利用扩弓间隙排齐牙列,协调好牙弓宽度(图 14-3)。

(2) 双颌手术:在术前正畸完成后,用 Le Fort Ⅰ 型骨切开术前徙上颌,同期用 SSRO 后退下颌矫治骨性Ⅲ类错𬌗畸形(图 14-4 ~ 14-5)。

3. 讨论 用 DO 技术扩宽上颌的方法是先行 Le Fort Ⅰ 型骨切开术,同时将已融合的腭中缝切开,再利用扩弓矫治器(牵张器)按一定的牵张速率扩宽上颌牙弓。这主要是通过腭中缝处牵张间隙中新骨形成而不是靠移动牙齿来扩大牙弓,其扩弓效果稳定,复发率低。

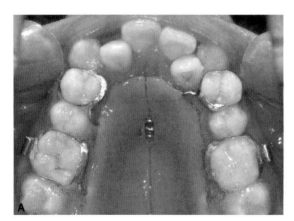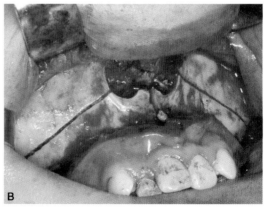

图 14-2 牵张成骨扩宽上颌牙弓

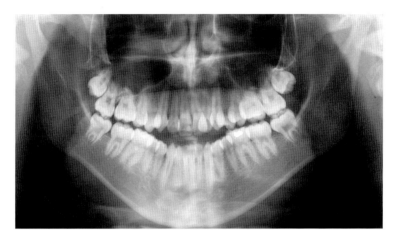

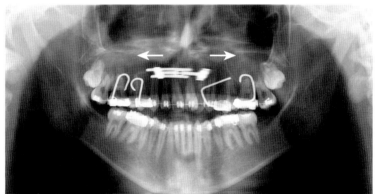

图 14-3 上颌横向牵张前后的颌骨全景片

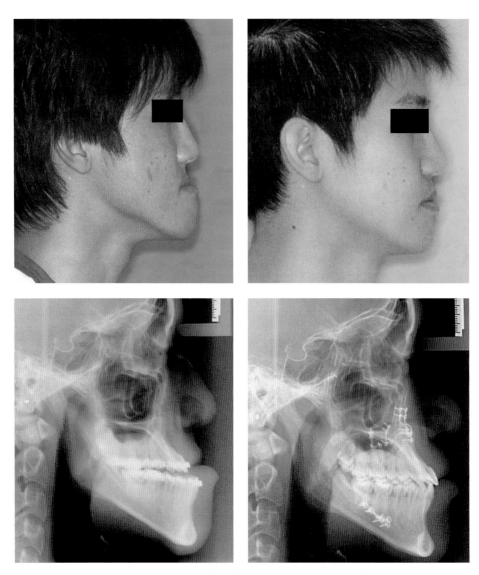

图 14-4　双颌手术前后的侧面像与头颅侧位 X 线片

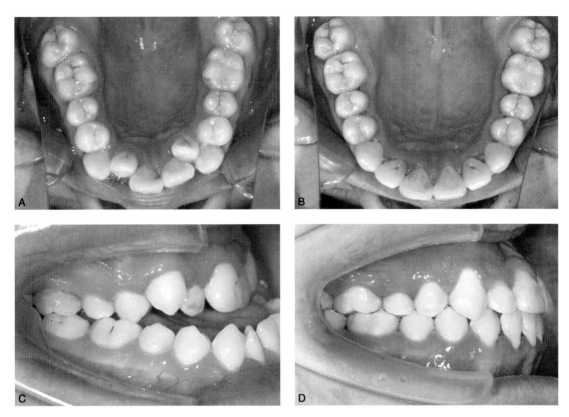

图 14-5 治疗前后的咬合像
A. 扩弓前;B. 扩弓后;C. 外科正畸术前;D. 矫治结束

病例二

某男,22 岁,因双侧唇腭裂修补术后牙颌面畸形要求矫正。

1. 诊断 检查见面中份凹陷、前牙反𬌗、后牙安氏Ⅲ类𬌗。上牙列拥挤,牙弓缩窄,腭部可见手术瘢痕,有轻度腭咽闭合不全,下颌发生代偿性前突。结合影像学诊断为唇腭裂术后上颌发育不足(伴下颌前突)。

2. 治疗 完成术前正畸治疗如扩弓、排齐牙列、去除牙代偿后,在全麻下先行 SSRO 后退术,用定位𬌗导板引导下颌后退 5mm。接着行高位 Le Fort Ⅰ型骨切开术,折断降下后不进行前徙。术后第 7 天开始用颅骨支抗式牵引器进行上颌前牵张,每天 1mm,共向前牵引上颌8mm 后行颌间固定,获得稳定效果(图 14-6 ~ 14-8)。

3. 讨论 对于腭裂术后继发上颌后缩畸形,采用传统正颌手术前徙上颌的幅度有限,较大距离前徙上颌骨可能会引起腭部软组织撕裂、口鼻漏和组织缺血坏死等并发症,而且可能加重腭咽闭合不全。而采用 DO 技术矫正这类畸形,由于是缓慢向前牵引上颌骨,使得腭部瘢痕组织得以同时牵张,其矫治效果稳定,而且对腭咽闭合功能的影响不大。

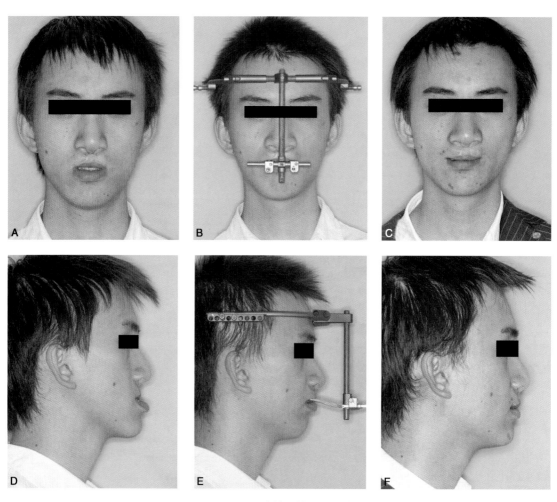

图 14-6 矫治前后的正侧面像
A、D. 术前；B、E. 牵张结束时；C、F. 治疗结束时

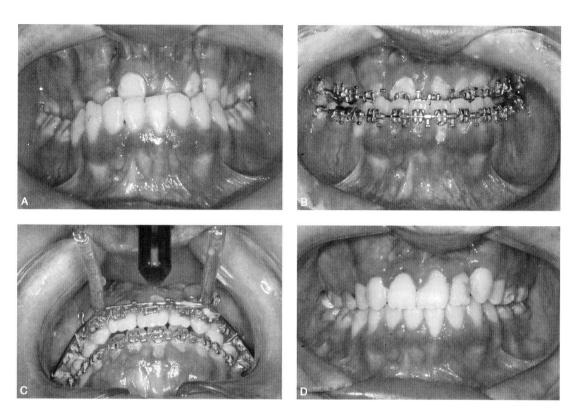

图 14-7　矫治前后的咬合像
A. 正畸治疗前；B. 牵张前；C. 牵张后；D. 治疗结束时

167

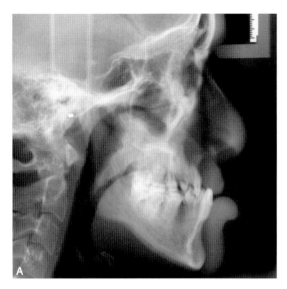
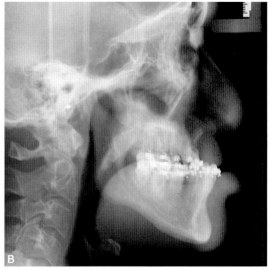
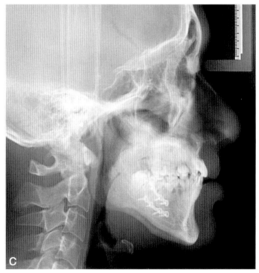

图 14-8　矫治前后的头颅侧位 X 线片
A. 正畸治疗前；B. 牵张前；C. 治疗结束时

病例三

某女,17 岁,因"张口受限伴打鼾"求治。

1. 诊断　患者完全不能张口,侧面呈"鸟嘴"畸形,夜间睡眠鼾声明显伴呼吸暂停。结合影像学检查诊断为双关节骨性强直伴小颌畸形(micrognathia)与阻塞性睡眠呼吸暂停低通气综合征。

2. 治疗　采用分期手术治疗,Ⅰ期行关节成形术恢复开口功能,接着进行正畸治疗去代偿。Ⅱ期行下颌 DO 加颏前徙术矫正小颌畸形(图 14-9、14-10)。

(1) Ⅰ期手术:在全麻下行"双关节成形术,自体喙突游离移植,颞肌筋膜瓣插补术",张口度由术前的 0mm 增加为 36mm(图 14-11 ~ 14-12)。

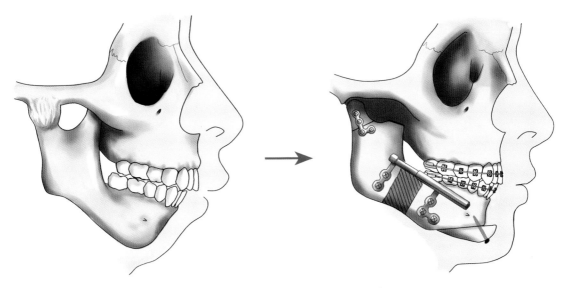

图 14-9 双关节强直伴小颌畸形手术设计图

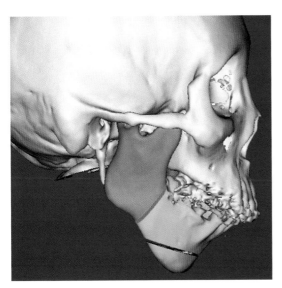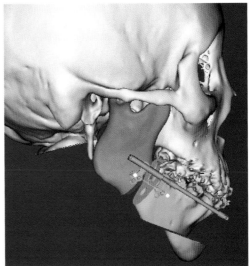

图 14-10 计算机模拟设计(Surgicase CFM software,Belgium)

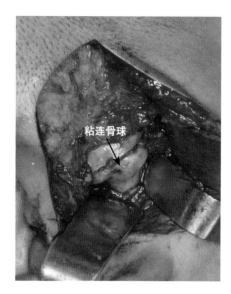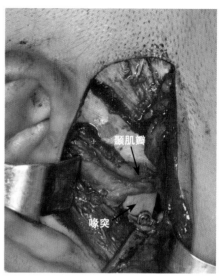

图 14-11　行关节成形手术时的情形

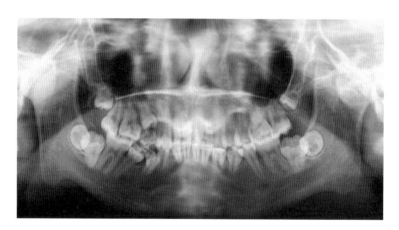

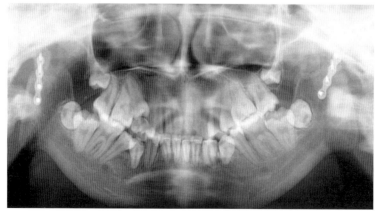

图 14-12　关节成形手术前后的颌骨全景片

（2）Ⅱ期手术：在完成术前正畸后，用内置式牵引器行"双侧下颌骨牵张加双重骨切开颏前徙术"。术后效果满意，夜间打鼾消失（图 14-13～14-18）。

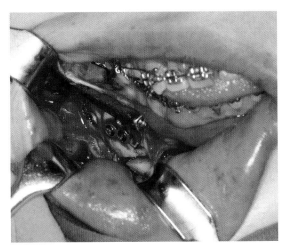
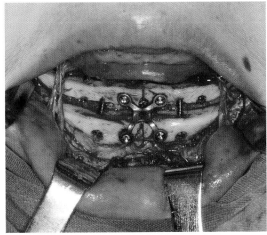

图 14-13　下颌骨牵张+双重骨切开颏前徙术

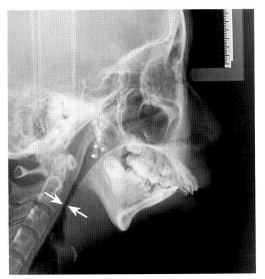
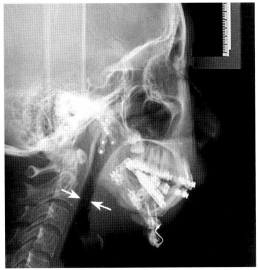

图 14-14　头颅侧位 X 线片显示上气道间隙术后显著增宽（箭头所示）

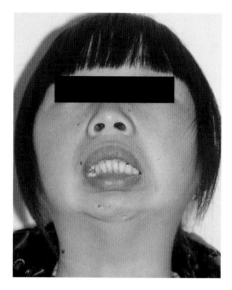
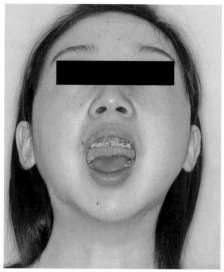

图 14-15 治疗前后的张口情况

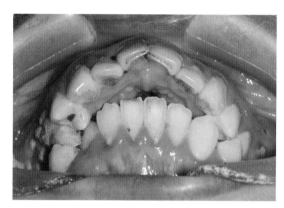
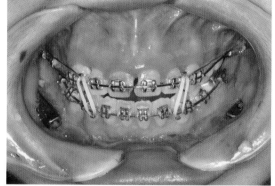

图 14-16 治疗前与牵张结束时的咬合像

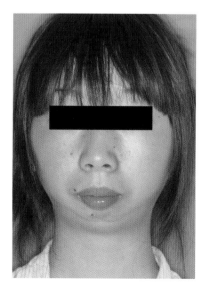
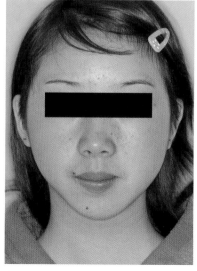

图 14-17 治疗前后的正面像

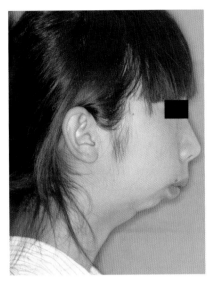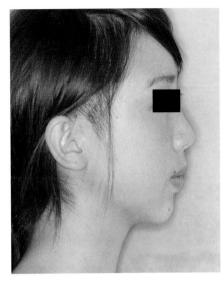

图 14-18　治疗前后的侧面像

3. 讨论　DO 可以在不植骨的情况下较大幅度前徙下颌骨,还能同期延伸颌周皮肤、肌肉、血管和神经,术后稳定性较好,复发率低,因此适合于颞下颌关节强直继发严重下颌发育不足畸形的矫正。

下颌 DO 要注意牵引方向,牵张器长轴应平行于下颌𬌗平面安置,否则可能产生下颌中线偏移或开𬌗。

▎病例四

某女,20 岁,因"面部偏斜"求治。

1. 诊断　检查见颜面明显不对称、右侧颌面短小、外耳轮廓部分缺如、耳道闭锁。上颌𬌗平面严重倾斜。影像学检查发现右下颌支及体部短小,髁突发育不良。诊断为半侧颜面短小畸形(第一、二鳃弓综合征)。

2. 治疗　完成术前正畸治疗后,计划采用牵张成骨配合正颌外科进行矫治。

(1) Ⅰ期手术:在全麻下行 Le Fort Ⅰ型骨切开术,经口内入路行右下颌支水平骨切开术,在此安置垂直牵张器,将上下颌行颌间结扎后 5 天,按 1mm/d、0.5mm/次、每次间隔 12 小时的方案进行牵引,口内配合𬌗垫将上颌𬌗平面逐渐整平(图 14-19~14-23)。

(2) Ⅱ期手术:固定 14 周后在全麻下取出升支牵张器,同期行右下颌体骨切开左旋术加 Medpor 植入术。左下颌 SSRO 加下颌角成形术,最后行颏成形术,尽量恢复颌面对称性(图 14-24~14-30)。

3. 讨论　牵张成骨较早用于儿童与青少年半侧颜面短小畸形的矫治,通过牵张成骨技术延长患侧的上、下颌骨并矫正𬌗平面偏斜。通常只安置下颌牵张器,通过颌间结扎,在延长下颌骨的同时上颌骨也获得牵引下降。根据我们的经验,Le Fort Ⅰ型骨切开术的骨性连接一定要充分离断,翼上颌连接不凿开将阻碍上颌骨的顺利下降。在垂直向延长下颌升支时,最好将喙突切除,牵张结束后伸长的喙突可能影响张口功能。临床上多选用外置式下颌牵张器,一方面便于牵张器的植入与取出,另一方面这类患者常需要用 Medpor 等生物材料通过下颌下切口植入以增加面颊丰满度。

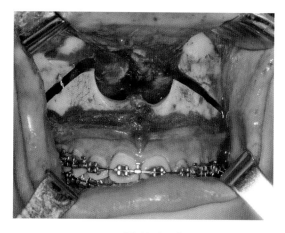
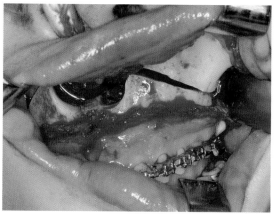

图 14-19 行 Le Fort I 型骨切开术并用钢丝固定健侧颧牙槽嵴

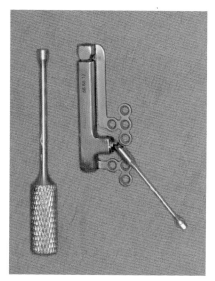
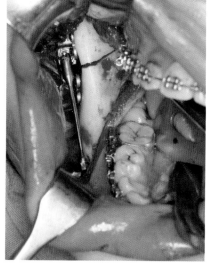

图 14-20 在右侧升支行水平切开后安置牵张器

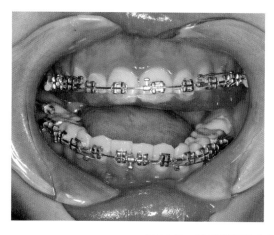
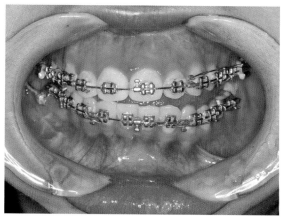

图 14-21 牵引延长升支与下降右侧上颌骨后的咬合像

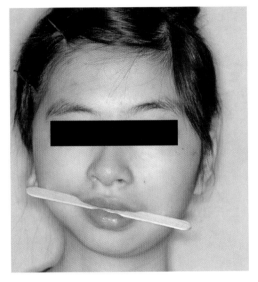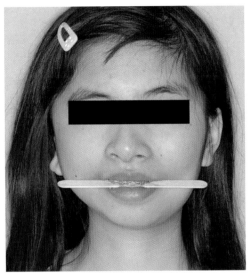

图 14-22　倾斜的上颌𬌗平面在牵张结束时得以矫正

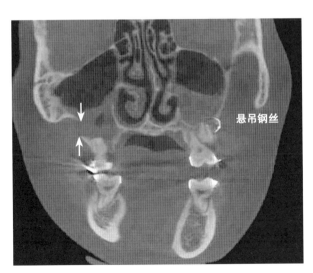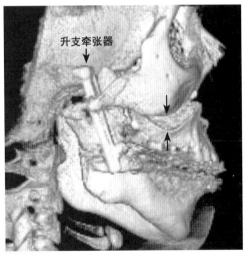

悬吊钢丝

升支牵张器

图 14-23　CBCT 显示随着升支的延长,右侧上颌骨也逐渐下降(双箭头所示)

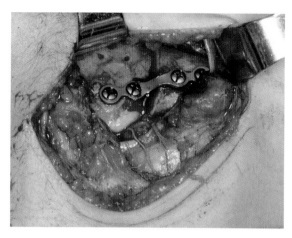
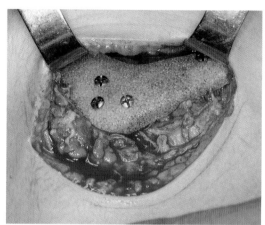

图 14-24 取出牵张器后，在右侧下颌行骨切开术加 Medpor 贴附式植入

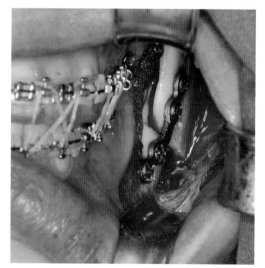
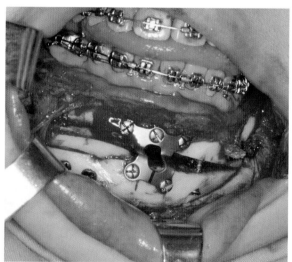

图 14-25 左侧下颌行 SSRO 加下颌角成形术，最后行颏成形术

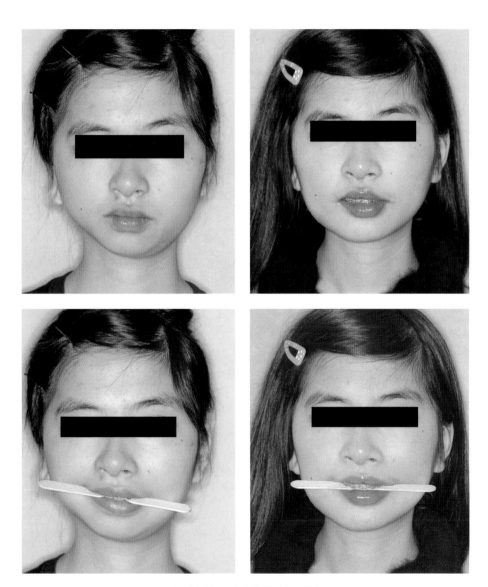

图 14-26　手术前后的正面像

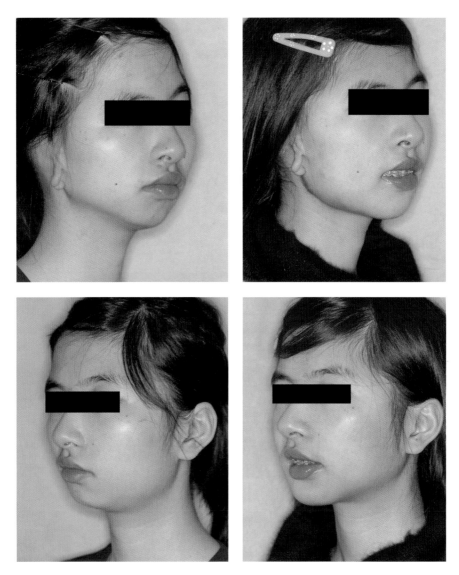

图 14-27 手术前后的斜侧面像

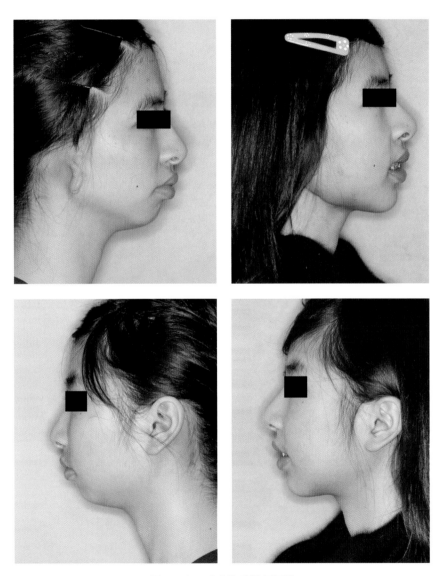

图 14-28 手术前后的侧面像

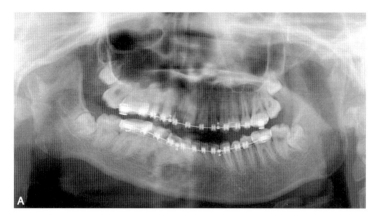

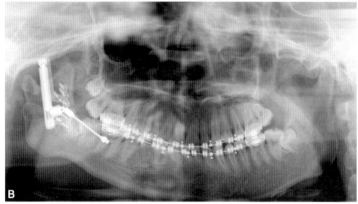

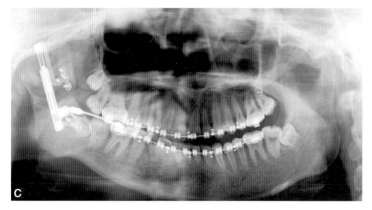

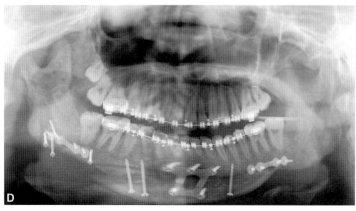

图 14-29 治疗前后的颌骨全景片

A. 术前；B. 牵张前；
C. 牵张后；D. 术后

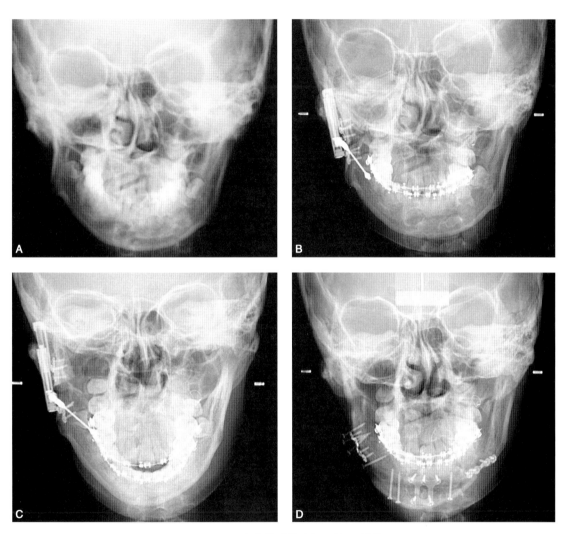

图 14-30 治疗前后的头颅正位 X 线片
A. 正畸治疗前;B. 牵张前;C. 牵张后;D. 术后

第十五章

下颌角截骨术

对下颌角区进行整形的手术可统称为下颌角成形术（mandibular angloplasty or gonioplasty），在东亚地区，常做的是下颌角缩小成形术（reduction gonioplasty）。尽管这类手术的方法较多，但主要分为下颌角截骨术与下颌角骨外板截除术两大类。

以截除突出下颌角达到缩窄或改善该区域面部宽度或外形的手术称为下颌角截骨术（mandibular angle ostectomy，MAO），这是最早开展的针对下颌角肥大的外科手术，后经不断改进，成为临床用于改善面部轮廓（facial contour）的一种常用术式（图15-1）。

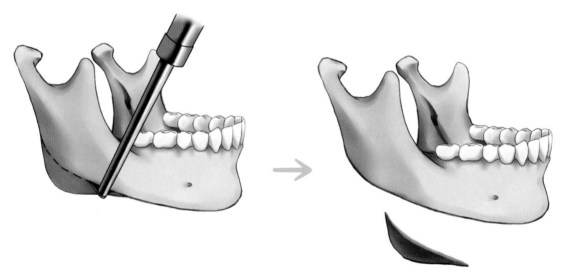

图15-1 下颌角截骨术示意图

一、适应证与术前准备

适应证

下颌角肥大，向外侧与后方较明显突出。侧位 X 线头影测量显示下颌角开张度过小（正常 120°左右）的适合行 MAO。

术前准备

1. 拍摄颌骨全景片与 X 线头影测量片,观察下颌管的走行以及与下颌角的相对位置关系。

2. 全身重要器官系统检查及生化检验,排除全麻与手术禁忌证。

二、手术方法与步骤

手术方法

下颌角截骨术目前大多经口腔内入路施行,根据 Kamiishi 的下颌角截骨线设计方法,在下颌曲面体层 X 线片上,先标出下颌骨升支前缘的垂线(L1)与下颌骨下缘的交点(A),再标出下颌咬合平面(L2)与升支后缘交点(R),这两个交点的连线(R-A)通常作为下颌角的安全截骨线(图 15-2)。

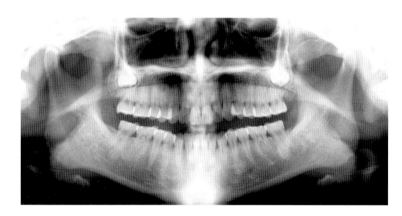

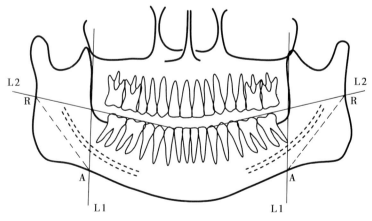

图 15-2 下颌角安全截骨线示意图

手术步骤

1. 切开与显露 适度撑开上下牙列,从上颌磨牙平面对应的下颌升支前缘稍外侧的黏膜开始,沿升支前缘和外斜线向前下至下颌第二前磨牙。在局部浸润注射适量含 1/30 万肾上腺素的生理盐水后,逐层切开黏膜、黏膜下组织与肌肉。在骨膜下剥离咬肌附着,显露下颌支中下份外侧骨板及升支后缘,同时暴露出下颌角及其前方的下颌下缘(图 15-3)。

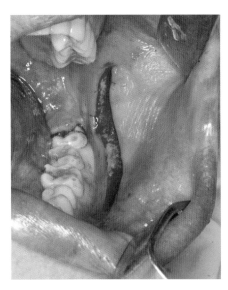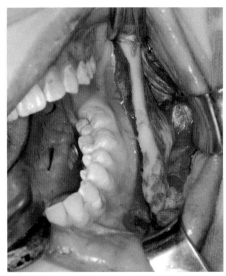

图 15-3 术区切口与显露

2. 下颌角截骨 用后缘牵开器(Shea 状拉钩)钩住下颌支后缘,并向侧方牵开软组织显露下颌角。用摆动锯或反角机头按照术前设计的截骨线走向,先在骨面做一条略呈弧形的标志线,确定无误后再沿此截骨线将下颌角全层骨切开,特别要确保升支后缘全层骨切开,剩余

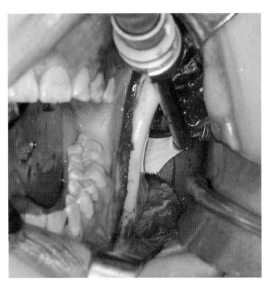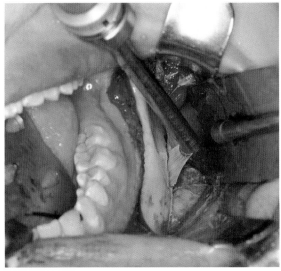

图 15-4 用摆动锯标记截骨线

的骨性连接可用弯骨刀轻轻凿断。随后用牵开器钩住被截开离断的下颌角,剥离下颌角内侧的翼内肌附着,将之取出(图15-4~15-6)。

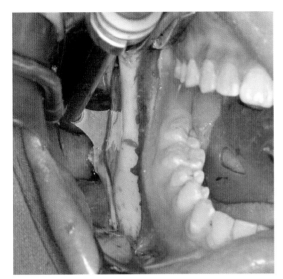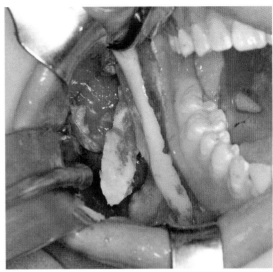

图15-5 沿截骨线全层切开下颌角

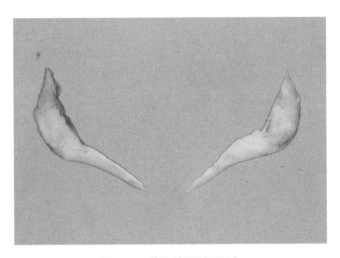

图15-6 截除的双侧下颌角

3. 部分咬肌切除 一般不行咬肌切除,但对伴有重度咬肌肥大者,可同时切除紧贴下颌支外侧面的内1/3层咬肌(图15-7)。对颊部过于丰满者可同期行颊脂垫摘除术。彻底止血冲洗伤口后,缝合口内切口,放置橡皮引流条或安置负压吸引器,在口外下颌支与下颌角相应部位放置棉垫加压包扎。

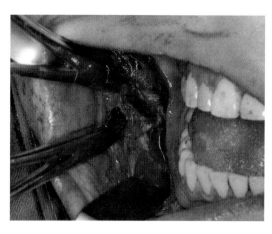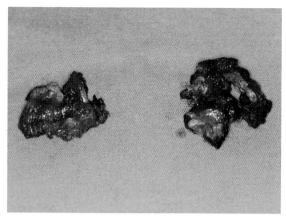

图 15-7　切除内侧部分咬肌

三、术中与术后注意事项

出血与血肿形成

如果伤及颊动脉,应予以结扎或电凝止血。截骨失误可能伤及下颌管内的下牙槽神经血管束,导致意外出血。另外,器械损伤沿升支后缘走行的下颌后静脉也可能造成出血。下颌角截除后的骨断端髓腔渗血可用骨蜡填塞止血。在咬肌稍前方的下颌下缘处有面动脉经过,如果伤及会导致较为凶猛的出血,这时候应先用止血钳夹住出血点,采用缝扎加结扎的方式止血,尤其对血管近心端的处理要稳妥。对经口内止血困难者,可经口外切口入路止血。

咬肌的肌束较粗大,血液供应丰富,在手术切除部分咬肌后,常可见肌肉内滋养小血管的断端出血,这时应予以电凝或结扎止血。术后适度加压包扎也是防止伤口渗血和血肿形成的有效措施。

术后还须留意下颌下区有无血肿形成,该区域的血肿可能压迫上气道引起窒息。

下颌髁突骨折

髁突骨折(condylar fracture)导致术后咬合紊乱是下颌角截骨术常见的一种并发症,系截骨线上端未从升支后缘而从相对薄弱的乙状切迹处断开而造成。这种情况多由于下颌角骨切开不完全,尤其在升支后缘处还有骨皮质相连时,就用骨刀强行离断下颌角所致。因此,应注意下颌角后方截骨线的走向,务必将升支后缘的骨质切开后再用骨刀离断残余骨连接。

对怀疑有骨折或术后出现咬合关系紊乱者,应摄取颌骨全景片进行诊断。对发生骨折但髁突移位不明显者,通常在上下颌牙列拴结牙弓夹板,从术后第 1 ~ 2 天开始用橡皮圈牵引固定 3 ~ 4 周即可。在口内狭窄术野中实施骨间固定,不仅操作困难,而且难以将髁突正确复位。由于意外骨折未及时处理,导致髁突移位并存在明显咬合紊乱者,可通过手术将髁突复位固定(图 15-8)。

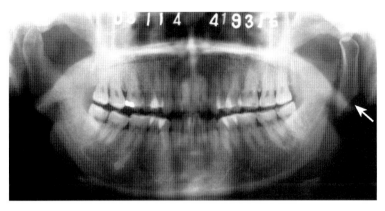

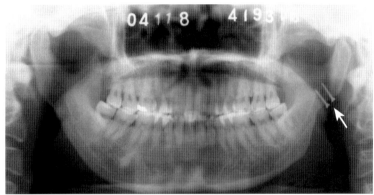

图 15-8 将骨折后移位的髁突进行复位与固定

继发畸形

临床常见的是截除下颌角太多造成该区域的塌陷畸形以及对截骨量掌握不好出现面部不对称畸形(图 15-9)。有些患者术前就存在不对称,这时候需要调整双侧下颌角的截骨量使其恢复对称性。MAO 具有一定难度,只有接受过专门训练并具有较丰富临床经验的外科医师才能保证该手术的准确性。

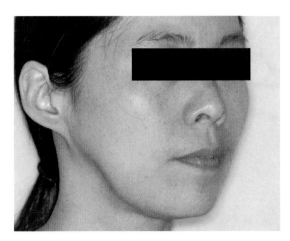 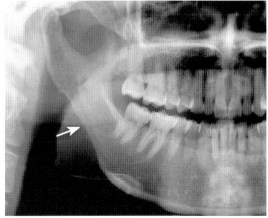

图 15-9 下颌角截除过多导致塌陷畸形

术后处理

注意观察伤口渗血与面部肿胀情况,及时吸出口咽腔的分泌物。术后可用地塞米松(10mg/d)2~3 天以减轻面部与嘴唇肿胀。静脉注射广谱抗生素 3~5 天防止伤口感染。手术当天禁食,术后第一天可开始通过管喂进流汁饮食,必要时可安置胃管保持口腔清洁,定时用含氯己定的漱口水与清水交替冲洗口腔。引流条或负压吸引管在术后第 3 天取出,第 7 天拆除口内缝线,但面部加压包扎可再持续 1~2 周。从术后第 2 周开始进行张口训练,防止开口受限。

讨论

1. 适应证选择 MAO 能缩短升支后缘高度,使下颌角变钝,同时缩窄下颌骨后份宽度,因此适宜于矫治下颌角向下、向后与向外侧突出的病例。但对下颌角突出不明显者施行此术,会影响下颌角的自然轮廓。一般说来,下颌角距耳垂下 2cm 左右比较合适。相对于白种人群,东亚人的面型一般偏宽偏圆,颧骨和下颌骨发育较好,MAO 对侧貌有较大改善,但对正面的缩窄效果不够显著。

2. 术式改进 早期报道的截骨部位仅限于下颌角区,且为一次性直线截骨,这多在前端遗留一角状突起,即第二下颌角,使得术后侧貌轮廓不自然,还影响正面缩窄效果。为此出现了一些改良术式,主要是将截骨线向下颌体下缘甚至颏部延伸,以获取侧方流畅线条与正面缩窄效果。下颌角 V-line 截除术就是一种最新改良术式:在下颌管的下方,将突出的下颌角连同至颏部下方的下颌下缘一并切除,从而改善整个下颌骨下方的宽度与外形。从正面观,这种术式截骨线走行近似于 V 字形,因此称为下颌 V 形截骨术(mandibular V-line ostectomy),这尤其适合于低角型方颌的外科矫正(图 15-10、15-11)。

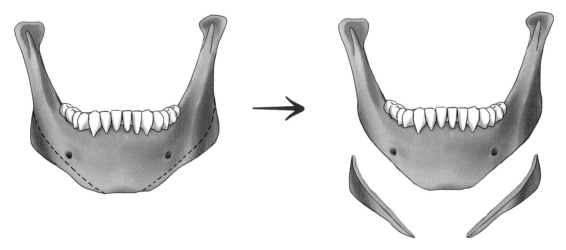

图 15-10 下颌角 V-line 截骨示意图

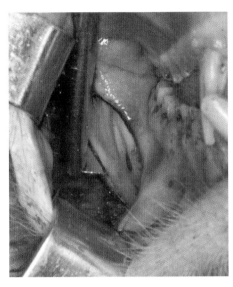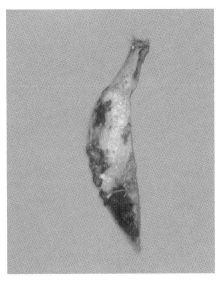

图 15-11　经口内入路给恒河猴行下颌角截骨术

3. 关于咬肌的处理　是否应该同时切除部分咬肌目前存在争论。有些临床医生认为应切除部分咬肌以获得更好的缩窄面下部宽度的效果,但一些学者认为切除咬肌一方面可能会导致出血、面神经或腮腺导管损伤,另一方面不易准确把握切除量,切除过多会导致软组织凹陷,所以不主张切除咬肌。

我们建立灵长类动物模型,完全模拟人类下颌角截骨术式,结果发现恒河猴手术侧的咬肌发生了萎缩。术后 3 个月萎缩最为显著,肌肉厚度与横截面积均明显减小,术后 6 个月出现一定程度的恢复,在术后 12 个月时,咬肌厚度与面积虽未完全恢复,但经测量手术侧的咬肌厚度与术前相比减少不足 2mm,横截面积变化大约为 $10mm^2$(图 15-11 ~ 15-13)。国内外学者通过 CT 或超声成像观察也发现人类下颌角截骨术后 6 个月咬肌萎缩程度仅为 2mm 左右。因此,下颌角截除后咬肌因附着点变化及功能刺激减弱会发生一定程度的萎缩,但这种变化经过较

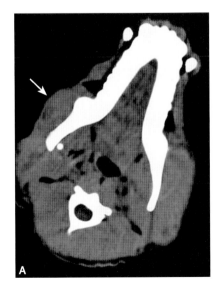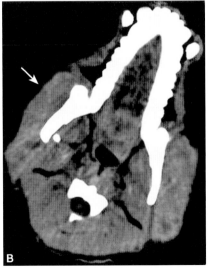

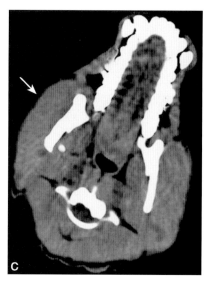

图 15-12　手术侧咬肌(箭头所示)厚度与横截面积变化
A. 术后 3 个月;B. 术后 6 个月;C. 术后 12 个月

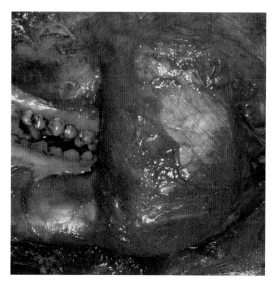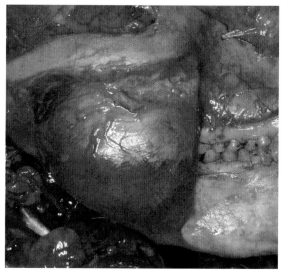

图 15-13　术后 12 个月时对照侧(左)与手术侧(右)咬肌标本

长一段时间后可以基本恢复。因此,对轻、中度咬肌肥大的方颌畸形患者,没必要切除咬肌。但对伴重度咬肌肥大的患者,可以切除肌肉最厚实部位(通常在下颌支中份对应处)内侧 1/3 的肌纤维,但不要切除下颌角处的肌肉。

四、典型病例

病例一

某男,24岁,因"下颌角肥大"要求整形。

1. 诊断 临床检查见双侧下颌角突出外展(图15-14)、咬肌明显肥大。

2. 治疗 在全麻下经口内入路行双侧下颌角截除术及部分咬肌与颊脂垫切除术(图15-15~15-19)。

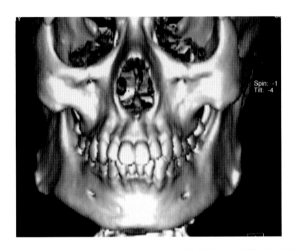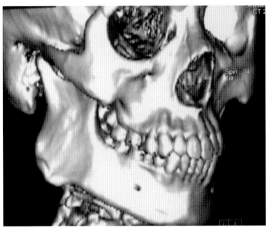

图 15-14 三维 CT 重建图显示下颌角肥大

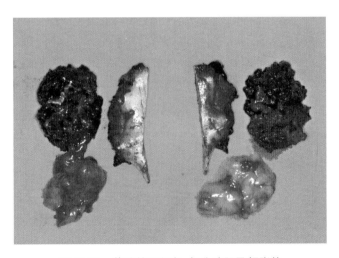

图 15-15 截除的下颌角、部分咬肌及颊脂垫

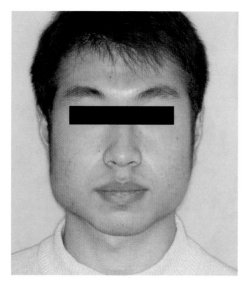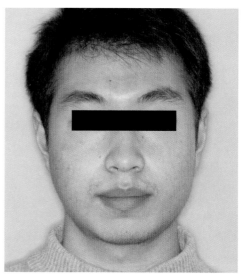

图 15-16　手术前后的正面像

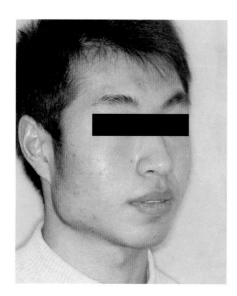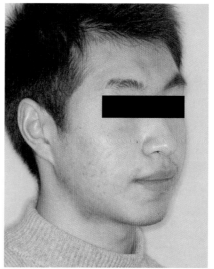

图 15-17　手术前后的斜侧位像

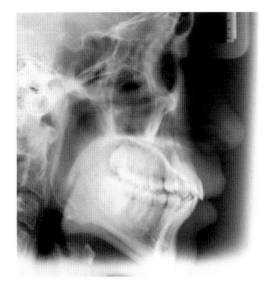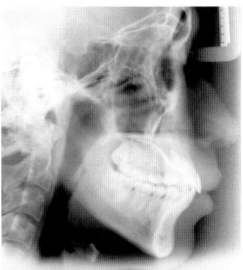

图 15-18　手术前（左）后（右）的头颅侧位 X 线片

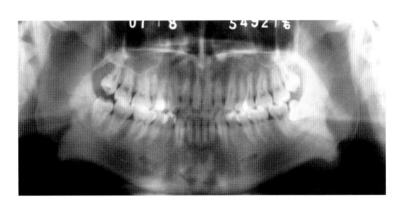

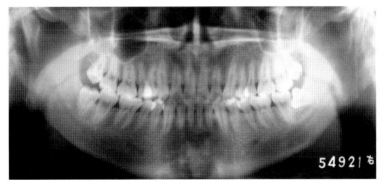

图 15-19　手术前（上）后（下）的颌骨全景片

病例二

某女,23 岁,因"脸方"要求整形。

1. 诊断　临床检查见双侧下颌角肥大、略下垂。

2. 治疗　在全麻下经口内入路行双侧下颌角 V-line 截除术、颊脂垫部分摘除及双下颌阻生第三磨牙拔除术,术后效果满意(图 15-20 ~ 15-26)。

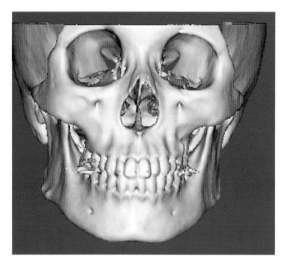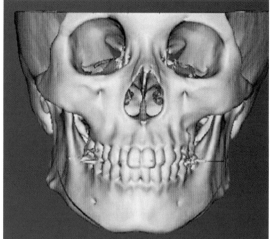
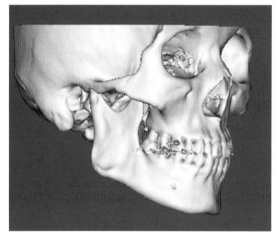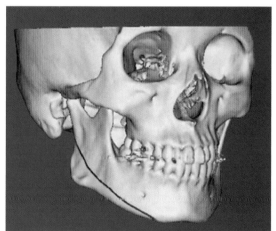

图 15-20　计算机模拟手术设计(Surgicase CFM software)

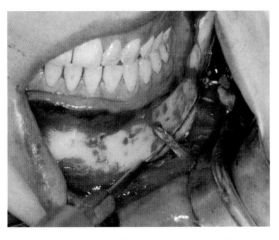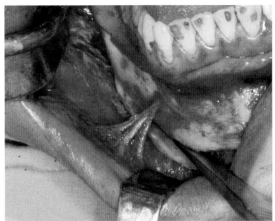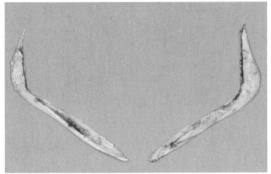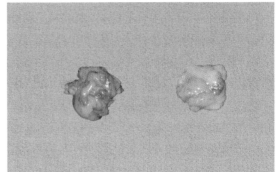

图 15-21　手术时的情形

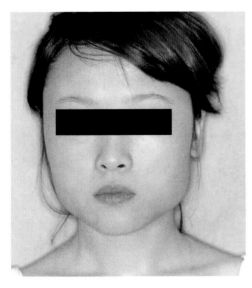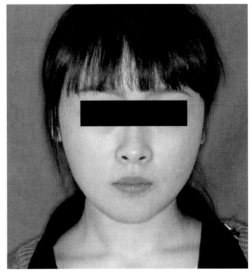

图 15-22　手术前后的正面像

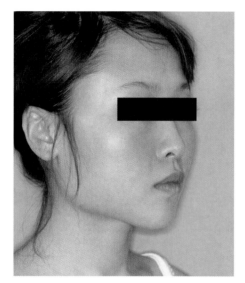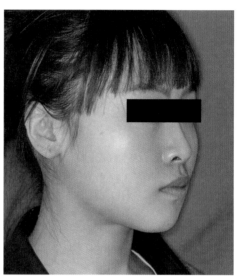

图 15-23　手术前后的斜侧位像

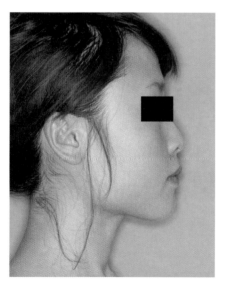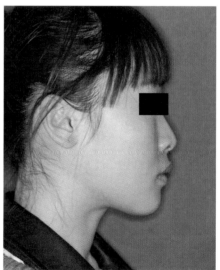

图 15-24　手术前后的侧面像

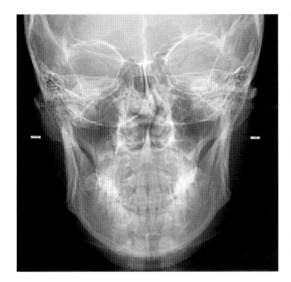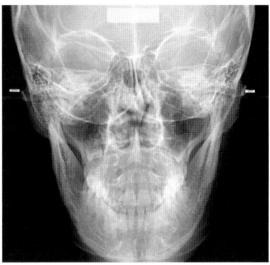

图 15-25　手术前后的头颅正位 X 线片

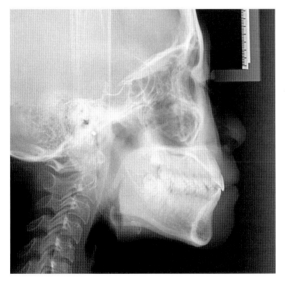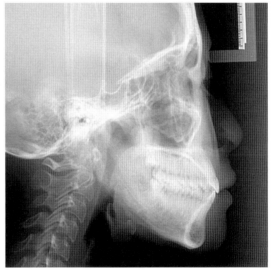

图 15-26　手术前后的头颅侧位 X 线片

第十六章

下颌角外板劈除术

从矢状面劈开并截除下颌角区(含部分下颌支与下颌体)颊侧皮质骨外板以达到缩窄面下部宽度的手术称为下颌角劈开截骨术(mandibular angle splitting ostectomy,MASO)。由于该手术需保留下颌角舌侧骨板,以免混淆,中文一般称之为下颌角外板劈除术或下颌角外板截除术。

一、适应证与术前准备

适应证

对下颌角开张度与侧方轮廓基本正常,但从正面观面下部显得宽大的病例适合行下颌角外板劈除术。

术前准备

同下颌角截骨术,建议经鼻腔插管全麻下实施手术。

二、手术方法与步骤

手术方法

在矢状面,从下颌支中下份开始将下颌角乃至颏孔区外侧骨板劈开并截除,保留内侧骨板及下牙槽神经血管束。这种手术不仅可以减少下颌角间距,缩窄面下部宽度,而且基本维持了下颌角和下颌体下缘的侧方轮廓(图 16-1)。

手术步骤

1. 口内黏膜切口类似于下颌角截骨术,但需向前方适当延伸至颏孔区。在骨膜下剥离咬肌附着暴露下颌支下份外侧骨板及升支后缘,同时显露出下颌角前方与颏孔区的下颌下缘(图 16-2)。

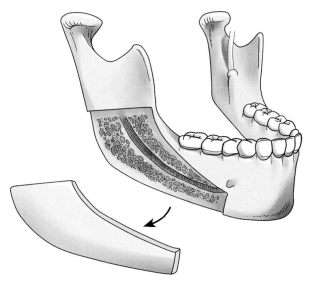

图 16-1　下颌角外板劈除术示意图

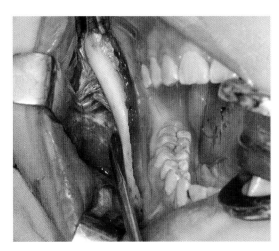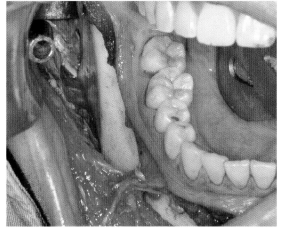

图 16-2　骨膜下剥离并显露术区

2. 在下颌支外侧中份,低于下颌孔平面的位置,用往复锯或裂钻从升支前缘至后缘作一条水平骨切开线,以刚切透外侧骨皮质为度(图 16-3)。

3. 用往复锯或骨钻,从水平骨切口前端开始沿下颌升支外斜线向前下方在矢状面切开骨皮质,根据患者具体情况决定此骨切开线的长短,可延至颏孔区前下方,将前端下颌下缘的外侧骨皮质切开,注意不要损伤颏神经(图 16-4)。

4. 用裂钻将整个骨切口的残余皮质骨连接消除,随后用 2～3 把薄骨刀交替插入骨切口,刀刃紧贴骨外板内侧面,敲击骨刀将骨外板逐步劈开,在确定下牙槽神经血管束不在外侧骨板后,用 Kocher 钳将劈开的骨外板取出(图 16-5)。

5. 截除骨外板后,用骨蜡填塞内侧骨板出血点,用电动骨锉或球钻修整磨平骨创口的边缘突起或台阶(图 16-6)。根据咬肌肥厚情况决定有无必要切除部分肌肉组织。用生理盐水冲洗伤口,吸净血凝块和碎骨屑,最后缝合黏膜切口。

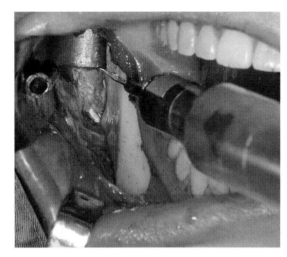
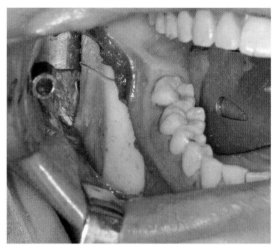

图 16-3 用往复锯行升支外侧水平骨切口

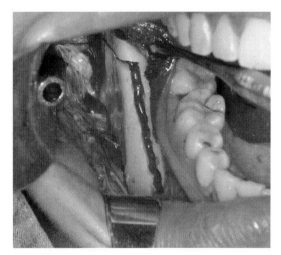
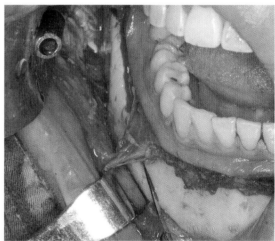

图 16-4 用裂钻或往复锯行矢状骨切开

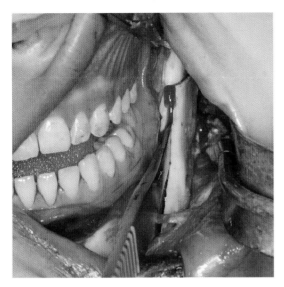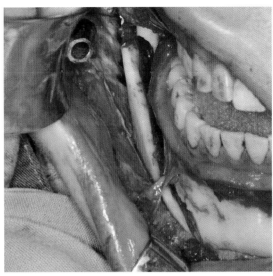

图 16-5　从矢状面劈开骨外板

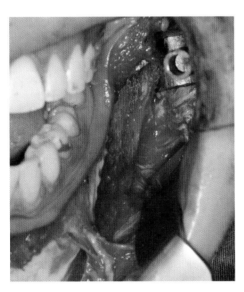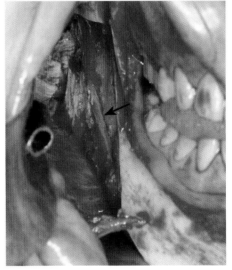

图 16-6　骨外板截除后有时可见到下牙槽神经血管束(箭头所示)

三、术中与术后注意事项

下牙槽神经损伤

最常见的并发症是伤及下牙槽神经血管束,导致术后出现下唇麻木与感觉异常,因此在劈开外板时一定要谨慎。相当多的患者术后出现下唇感觉减退,这可能是术中牵拉颏神经所致,过一段时间会逐渐恢复。如果在术中发现下牙槽神经或颏神经被离断,应行端-端吻合术。

出血

骨外板截除后,由于髓质骨腔的暴露,可能导致骨创面持续渗血,可用骨蜡填塞。术后加压包扎也是防止伤口渗血和血肿形成的有效措施。

意外骨折

在行升支外侧水平骨切开时,由于切口过深可能造成升支横断。另外,意外骨折也可能发生在下颌下缘上方或下方,这与下颌下缘处骨切口过浅或过深有关。

术后处理

同下颌角截骨术。

四、下颌角肥大的分类与术式选择

下颌角肥大的分类

根据韩国学者 Baek 的研究,可以将下颌角肥大(prominent mandibular angle)分为 A、B、C 三种类型。

1. A 类 下颌角向后下方突出,从侧面观下颌角变锐,开张度小于 110°。这种类型可用下颌角截骨术进行矫正。

2. B 类 下颌角侧方开张度(120°左右)及轮廓基本正常,只是下颌角区与下颌体外展,面下部正面观显得宽大。这类患者多为了使面容显得瘦削秀气求医,可采用下颌角外板劈除术矫正。

3. C 类 下颌角既向后下方明显突出,下颌体与下颌角又向侧方外展,使面下部显得宽大。这种类型应结合前两种术式同期进行矫治,一般先行下颌角截骨术,然后再截除骨外板。上述 A、B、C 三种类型的病例若伴咬肌明显肥大者可同期行咬肌部分切除术。

颏成形术的应用

面下部的美观不仅仅取决于下颌角区,它涉及到整个下颌骨轮廓、面部长宽比例。因此,在制定手术方案时,应考虑到下颌角与下颌体下缘以及颏部之间的协调关系。有些下颌角突出的患者伴颏部发育不足,表现为颏后缩短小,颏唇沟变浅,这时需要同时行颏前徙或增高术。另外,一些患者在行下颌角截骨或(和)外板截除术后,颏部反而显得宽大,这时又需要行颏部缩窄手术。

有些医生将截除的下颌角或骨外板经修整后,贴附式植骨(onlay bone graft)于颏部前方或下方来改善其外形,此法简便,但术后移植骨块多有吸收,效果难以保证。而采用水平骨切开术,不仅可以前移颏部,也能在骨切开处嵌入式植骨(inlay bone graft)加高颏部,其效果持久稳定(图 16-7)。

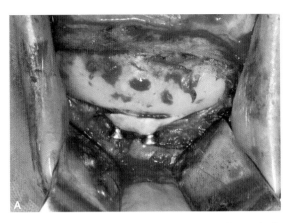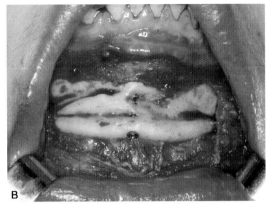

图 16-7 贴附式（A）与嵌入式（B）植骨的愈合情形

五、典 型 病 例

病例一

某女，24岁，因"脸宽"要求整形。

1. 诊断 临床检查见面下部宽大、面颊部丰满。

2. 治疗 在全麻下经口内入路行双侧下颌角外板截除术及部分咬肌与颊脂垫切除术，术后瘦脸效果明显（图 16-8～16-11）。

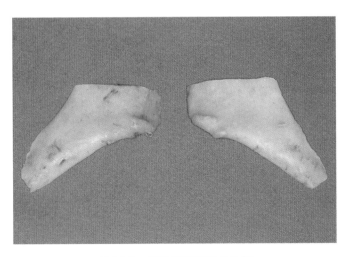

图 16-8 截除的下颌角骨外板

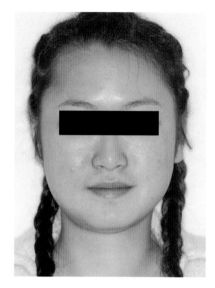
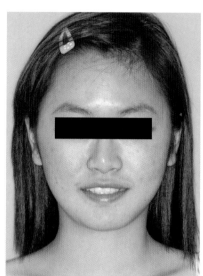

图 16-9 手术前后的正面像

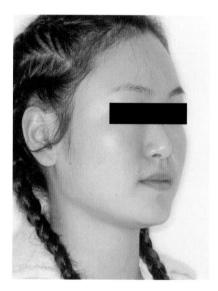
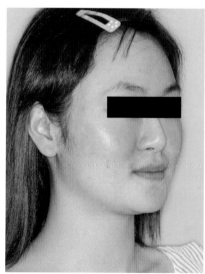

图 16-10 手术前后的斜侧位像

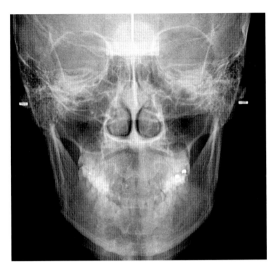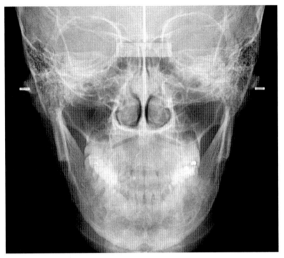

图 16-11　手术前后的头颅正位 X 线片

病例二

某女,22 岁,因"脸宽而方"要求整形。

1. 诊断　临床检查见面下部宽大,下颌角与咬肌肥大。

2. 治疗　在全麻下经口内入路行双侧下颌角 V-line 截骨术+外板截除术,术后美容效果显著(图 16-12 ~ 16-17)。

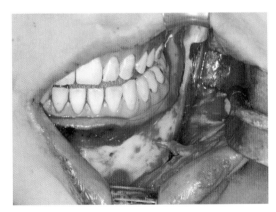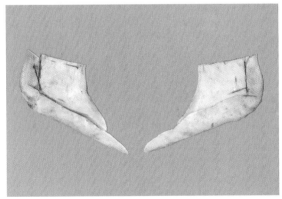

图 16-12　截除的下颌角与骨外板

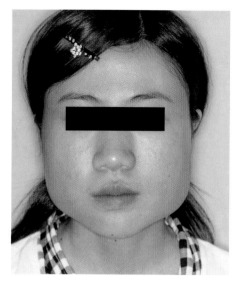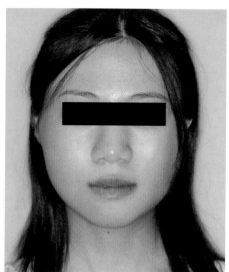

图 16-13　手术前后的正面像

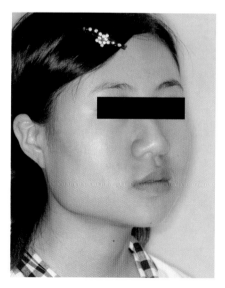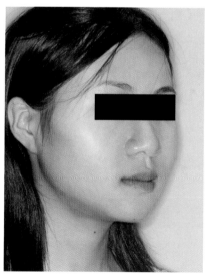

图 16-14　手术前后的斜侧位像

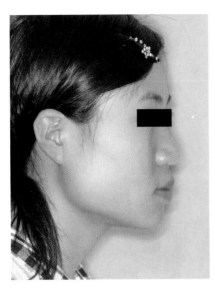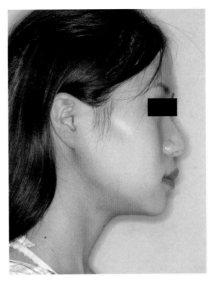

图 16-15　手术前后的侧面像

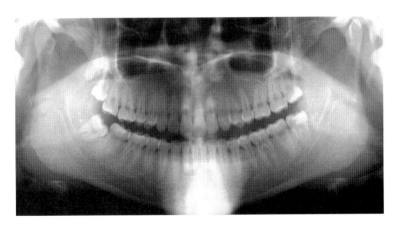

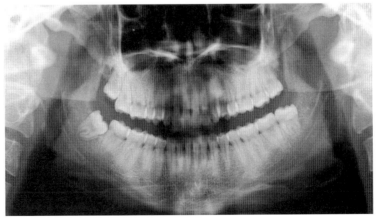

图 16-16　术前（上）与术后（下）的颌骨全景片

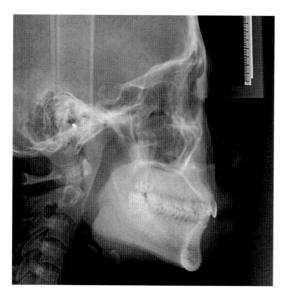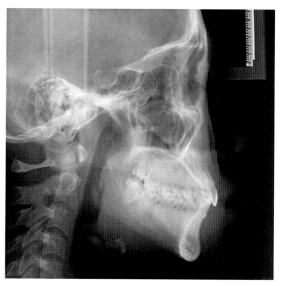

图 16-17　手术前后的头颅侧位 X 线片

病例三

某女,27 岁,因"脸方"要求整形。

1. 诊断　临床检查见面部大而方,下颌角与咬肌肥大,颏部短小。

2. 治疗　在全麻下经行双侧下颌角截骨术+外板截除术+颏切开植骨增高及部分咬肌切除术。术后效果满意(图 16-18 ~ 16-22)。

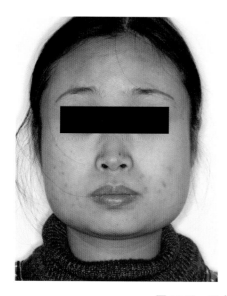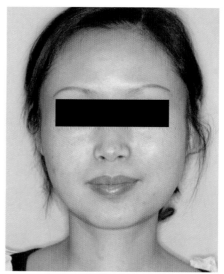

图 16-18　手术前后的正面像

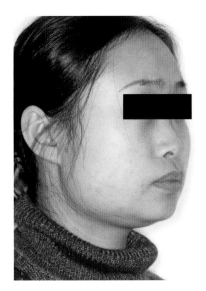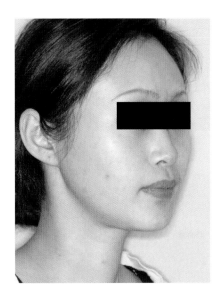

图 16-19 手术前后的斜侧位像

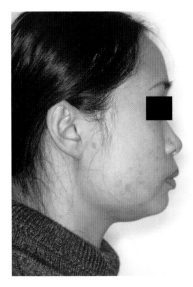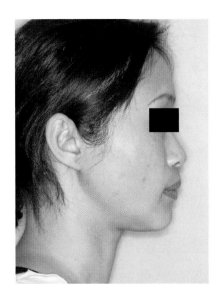

图 16-20 手术前后的侧面像

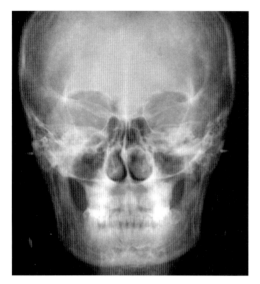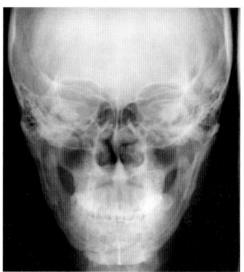

图 16-21　手术前后的头颅正位 X 线片

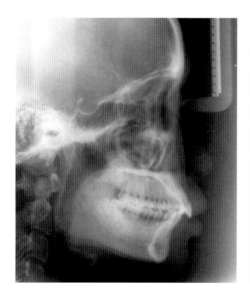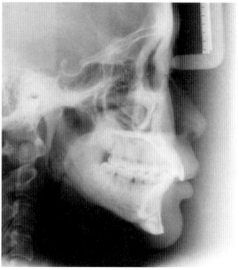

图 16-22　手术前后的头颅侧位 X 线片

第十七章

颧骨缩小成形术

自 1983 年 Onizuka 提出通过口内切口磨削过高颧骨以来,颧骨缩小或减低术经历了一系列的改进已在临床广泛使用。最初的颧骨磨削术,因其适用范围较窄,不能解决颧弓突出的问题。这里介绍的颧骨缩小成形术(reduction malarplasty)是通过骨切开手术来同时减小颧骨突度与颧弓宽度。

一、适应证与术前准备

适应证

真性颧骨与颧弓过高或生理性肥大者,身体健康,无精神及心理疾病。

术前准备

摄取头颅正位片与颧弓位 X 线片,了解面型高宽比和颧骨颧弓的突度。结合患者面型特征,决定有无必要同期行下颌角成形术和颏成形术。

二、手术方法与步骤

手术方法

按手术入路可分为口内入路、冠状切口入路和口内外联合入路三种。这里介绍我们临床常用的经口内入路配合鬓角小切口施行的颧骨斜行骨切开(图 17-1)或 L 形骨切开加颧弓根切开降低颧骨颧弓突度的手术方法,L 形手术的截骨部位可以在 3 个地方,即"L"的短臂(图 17-2)、长臂或长短臂处(图 17-3)。

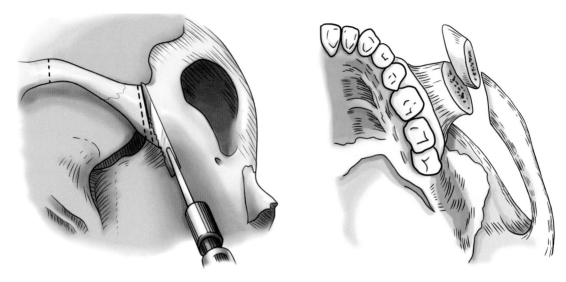

图 17-1　颧骨斜行截骨示意图

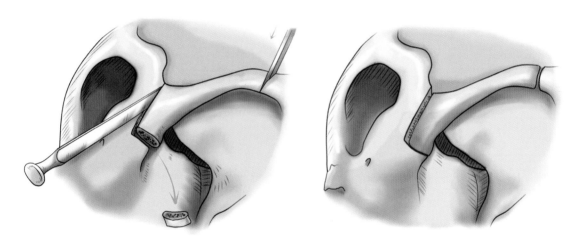

图 17-2　颧骨 L 形截骨（短臂去骨）示意图

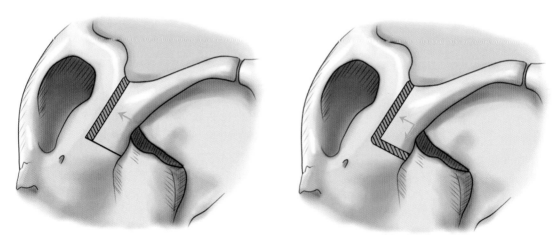

图 17-3　颧骨 L 形长臂与长短臂截骨示意图

手术步骤

这里分别介绍颧骨斜行骨切开和L形骨切开术（短臂去骨）的步骤。

1. 颧骨斜行骨切开术（oblique zygomatic osteotomy）

（1）口内切口：在上颌尖牙至第一磨牙前庭沟偏颊侧7mm处切开黏膜、黏膜下层及骨膜，显露颧牙槽嵴表面（图17-4）。在骨膜下进行剥离，剥离范围包括颧骨的眶下缘、眶外侧缘、颧颌缝、颧牙槽嵴及颧骨颞突，注意保护眶下神经血管束。

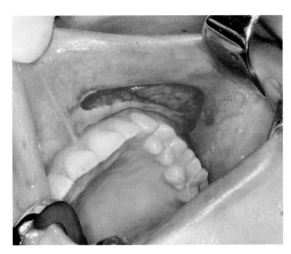
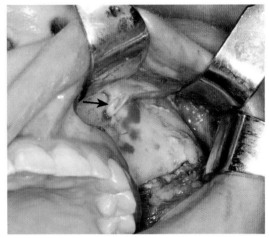

图17-4　经口内切口骨膜下剥离显露颧骨体，箭头示眶下神经血管束

（2）颧骨体斜行骨切开：从颧牙槽嵴与颧骨体交会处开始斜向后上方，正对颧弓上前缘与眶外侧缘交界处，用往复锯行颧骨体的全层骨切开。必要时，在这条骨切开线的稍后方附加一条骨切开线，用薄骨刀将残余骨连接凿断，取出两条骨切开线间的一段骨块，从而便于将切开后的颧骨内推（图17-5～17-7）。

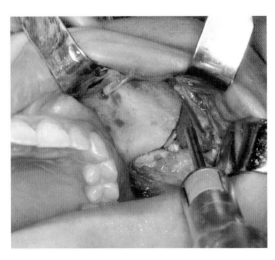
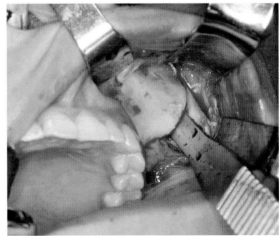

图17-5　用往复锯斜向后上方切开颧骨

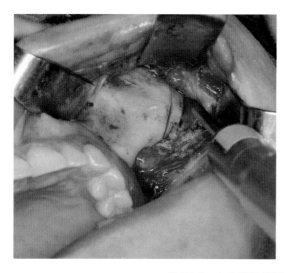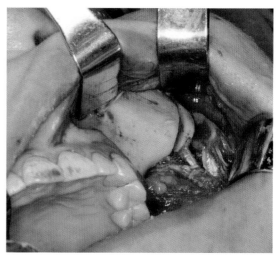

图 17-6　在此截骨线稍后方再做一条骨切开线

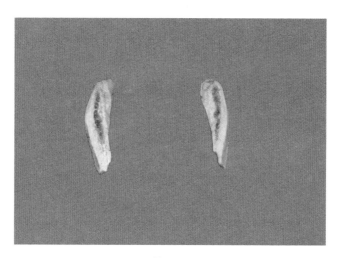

图 17-7　截除下来的骨块

（3）鬓角小切口：在耳屏前颧弓根部上方鬓角处（发际内），作一条约 8mm 左右的皮肤切口，在颞深筋膜层次钝性分离至颧弓下面，用骨膜剥离器探明颧弓根位置后用往复锯伸入颧弓深面，锯刃向上将颧弓根截断，也可用薄刃骨刀将颧弓根凿断（图 17-8）。

（4）骨块的内推与固定：将已活动的颧骨颧弓复合体向内推压，根据截骨断端形成的台阶，将微型钛板塑形后用螺钉进行坚固内固定（图 17-9）。必要时可用骨凿或磨头整平截骨断面。在两侧固定后，用手指拉下颌做开口运动以确认内收的颧弓未阻挡喙突而致张口受限。最后用生理盐水冲洗术野，缝合口内切口，用美容线缝合鬓角处切口。

2. 颧骨 L 形骨切开术（L-shaped zygomatic osteotomy）

（1）口内切口：类似于颧骨斜行截骨，注意不要剥离颧骨颧弓下缘的咬肌附着。

（2）颧骨体 L 形骨切开：从颧弓上前缘与眶外侧缘交界处开始，用往复锯斜向前下，做一条与颧骨下缘大致平行的骨切开线，此线距眶下缘至少 6mm，止于颧上颌缝稍上方的颧骨体

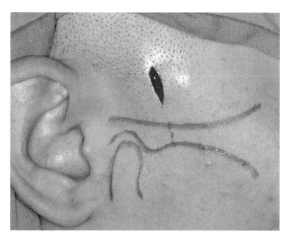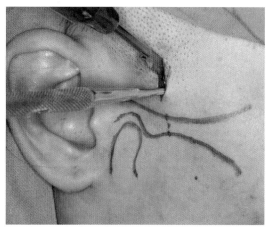

图 17-8　通过鬓角处的小切口切断颧弓根

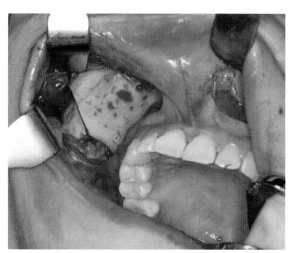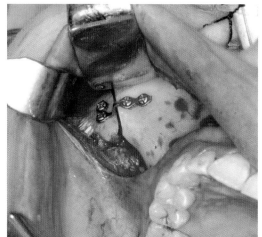

图 17-9　用钛板与螺钉行坚固内固定

（图 17-10）。用摆动锯做一条垂直骨切开线，与斜行的骨切开线形成一个 L 形字样，接着在第一条线的上方约 4mm 处做第二条垂直骨切开线，全层切开骨板后，将中间的一段骨块取出（图 17-11 ~ 17-13）。

（3）鬓角小切口：同样在耳屏前颧弓根部上方鬓角处作一条小切口，将颧弓根截断（图 17-14）。

（4）骨块的内推与固定：将已活动的颧骨颧弓复合体向内推压就位后，用 1 ~ 2 颗 12 ~ 14mm 长的小型螺钉将活动的颧弓段前端与颧骨体部进行穿双皮质骨固定（图 17-15）。最后用骨凿与磨头修整上方截骨断面（图 17-16）。按同样的方法完成另一侧手术，注意保持两侧的对称性。

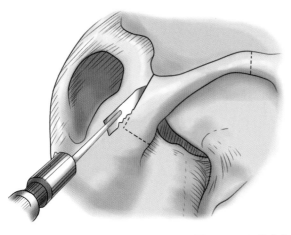
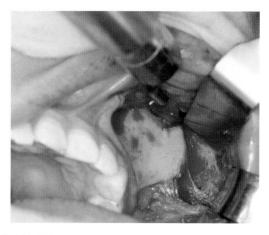

图 17-10 用往复锯做斜行骨切开

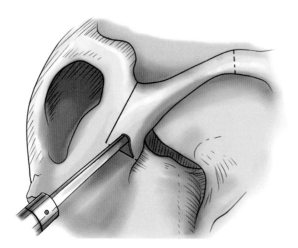
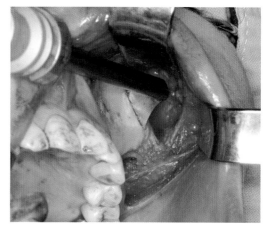

图 17-11 用摆动锯做垂直骨切开

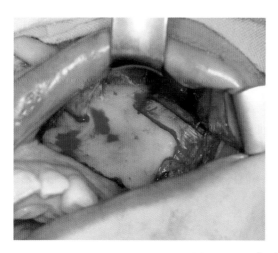
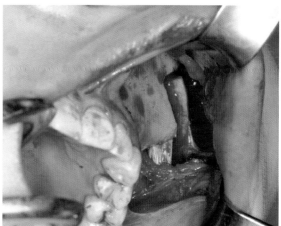

图 17-12 用摆动锯做第二条骨切口

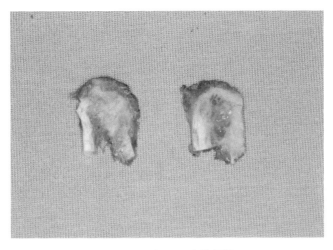

图 17-13　切除下来的骨块

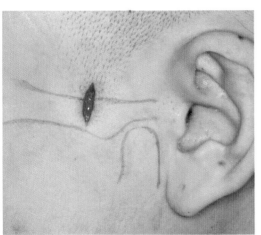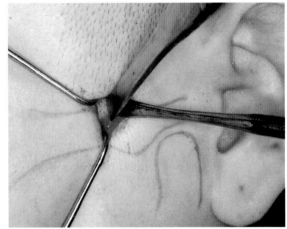

图 17-14　通过鬓角小切口凿断颧弓根

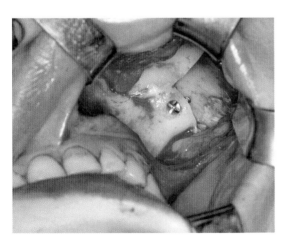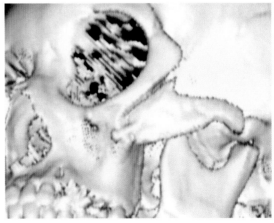

图 17-15　用螺钉行穿双皮质骨坚固内固定

217

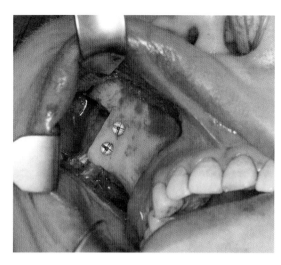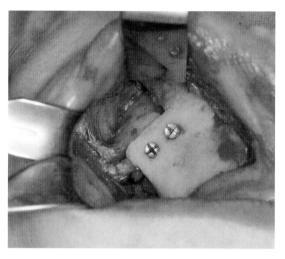

图 17-16　修整与消除截骨断端台阶

三、术中与术后注意事项

神经损伤

眶下神经的牵拉损伤导致眶下区与鼻旁麻木是常见并发症,通常会逐渐恢复。面神经损伤也有可能,从解剖学角度看,面神经上行支通过髁突颈部表面向前上方走行,口内在骨膜下操作可避免伤及颧支。做鬓角小切口时,应钝性向深面分离到颞深筋膜浅层,乃至颞浅脂肪垫可避免伤及颞支(图 17-17)。

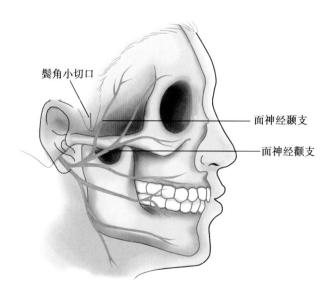

鬓角小切口

面神经颞支

面神经颧支

图 17-17　面神经与颧骨颧弓及鬓角小切口的位置关系

颊部凹陷或下垂

面颊下垂(face drop)是颧骨颧弓减低术后的一个常见现象,术中避免对颧弓内侧和下缘咬肌附着的剥离有助于减轻这种后遗症。

骨块松动

手术后,由于咬肌的收缩牵引,颧骨颧弓复合体可能向下方移位,内陷的颧弓可能压迫喙突影响张口功能。因此,牢靠的固定十分重要。

上颌窦感染

颧骨 L 形骨切开术有可能造成上颌窦的暴露,这并无大碍,但可能引发炎症。术前应通过X 线片观察上颌窦位置,若出现暴露可强化抗生素的使用。

术后处理

颧骨缩小成形术后反应一般较轻,可正常进食,注意漱口。常规静脉或肌肉注射广谱抗生素 3 ~ 5 天。术后第 7 天拆除口内外缝线。

讨论

1. 术式选择　对于颧骨较为突出而颧弓相对较平的患者,可采取凿除或磨削突出处骨质进行矫正。对于颧骨颧弓均较为突出的患者,可选择上述两种式式。颧骨斜行骨切开不会损伤上颌窦,相对于 L 形骨切开术对颧弓内推的效果明显些。而 L 形手术对降低颧骨突度更有效。这两种式式应配合使用磨削工具消除截骨断端台阶。

双侧下颌角肥大患者伴颧骨过宽与颏部短小,称为宽面综合征(large face syndrome),若单纯行下颌角截骨术会使颧骨术后显得更为突出。因此,应根据患者面型特征进行手术设计,必要时同期行下颌角、颧骨以及颏部手术以达到全面部轮廓的协调和自然。

2. 颧弓根截断　通过鬓角小切口很容易截断颧弓根,这一方面减少了通过口内盲视途径截断颧弓产生的潜在并发症(如意外骨折、颞下颌关节损伤等);另一方面是确保断开部位是颧弓根而不是最容易发生骨折的颧弓中段。鬓角小切口靠近颧弓根部,减少了侵袭性操作与创伤,也降低了面颊部软组织下垂的风险。鬓角小切口瘢痕术后被头发遮盖,不会影响外貌。

四、典 型 病 例

病例一

某女,27 岁,因"高颧骨"要求整形。

1. 诊断　临床检查见双侧颧骨特别是颧弓过高过宽。

2. 治疗　在全麻下行双侧颧骨斜行截骨成形术加钛板固定,术后颧骨尤其是颧弓显著降低(图 17-18、17-19)。

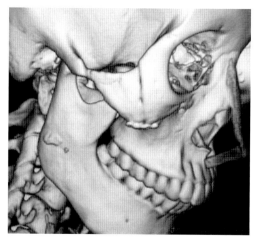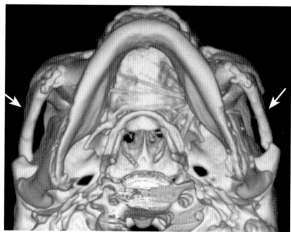

图17-18　颧骨斜行截骨术后三维 CT 重建图(箭头示颧弓内收)

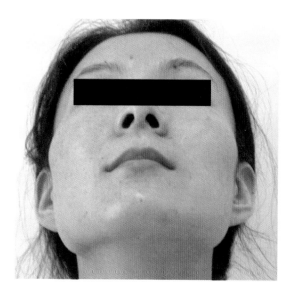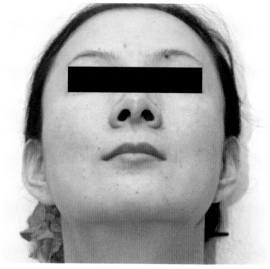

图17-19　手术前后的仰视图

病例二

某女,25 岁,自觉"脸大颧骨高"要求矫治。

1. 诊断　临床检查见面下份宽大伴颏后缩、双侧颧骨突出(prominent malar)。

2. 治疗　在全麻下行双侧颧骨 L 形骨切开术、双侧下颌角外板劈除加颏前徙缩窄术。术后效果良好(图 17-20 ~ 17-25)。

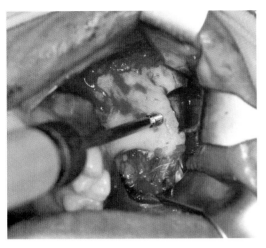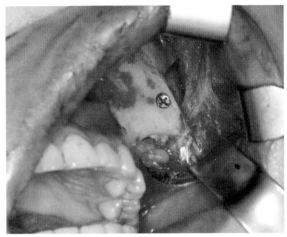

图 17-20　颧骨 L 形骨切开术,螺钉固定

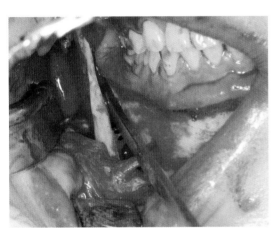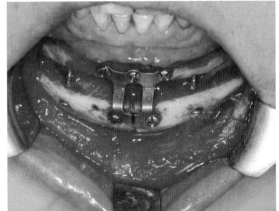

图 17-21　下颌角外板劈除+颏缩窄前徙术

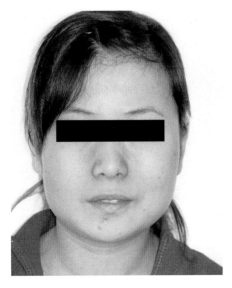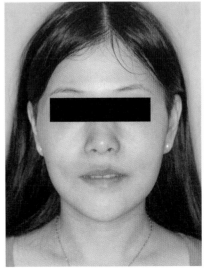

图 17-22　手术前后的正面像

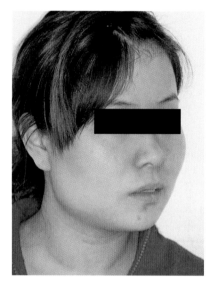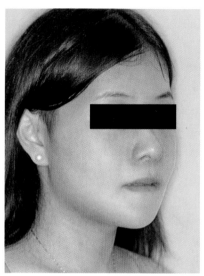

图 17-23 手术前后的斜侧位像

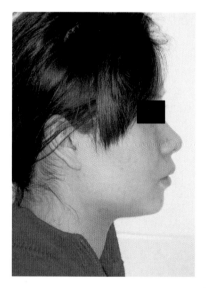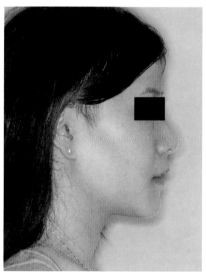

图 17-24 手术前后的侧面像

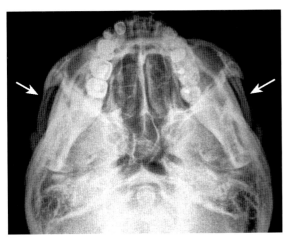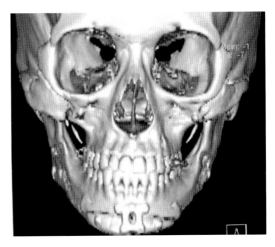

图 17-25 术后头颅颏顶位 X 线片与三维 CT 重建图(箭头示颧弓)

病例三

某女,22 岁,因"脸宽大"求治。

1. 诊断 临床检查见面部宽大伴颏高度不足、双侧颧骨颧弓过高。诊断为宽面综合征。

2. 治疗 在全麻下行双侧颧骨斜形骨切开术、双侧下颌角截骨、外板劈除加水平骨切开及颏前徙下降术。术后效果满意(图 17-26 ～ 17-32)。

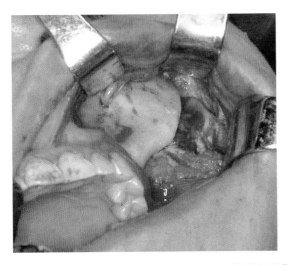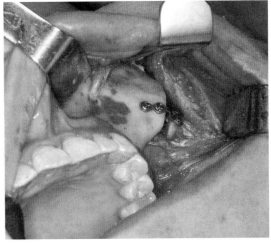

图 17-26 颧骨斜形骨切开内推,钛板固定

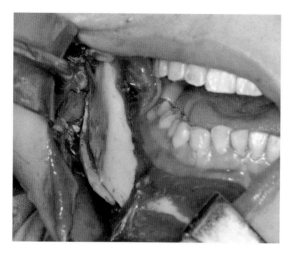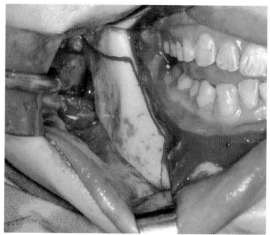

图 17-27　下颌角截骨+外板劈除术

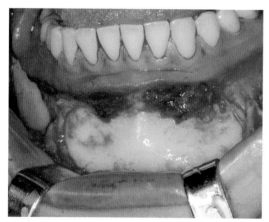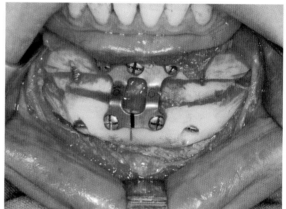

图 17-28　颏水平骨切开前徙+植骨下降

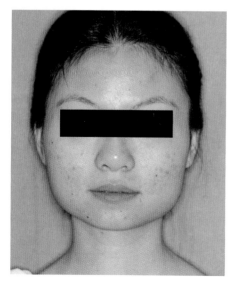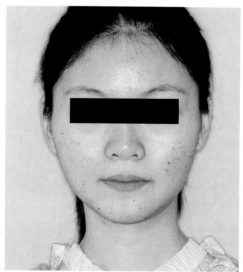

图 17-29　手术前后的正面像

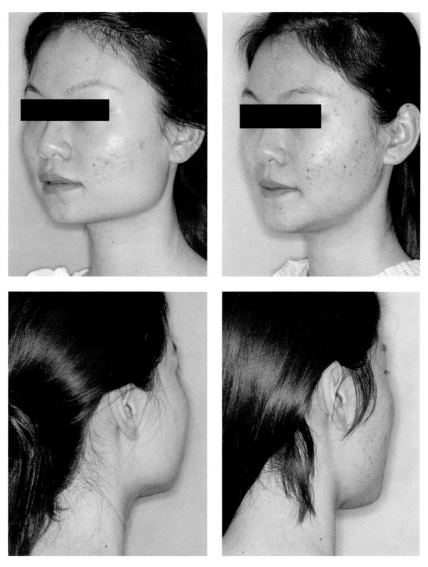

图 17-30 手术前后的斜侧位像

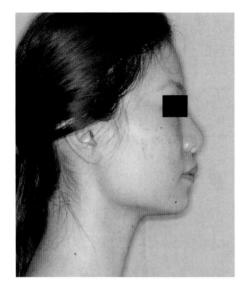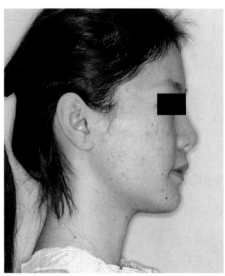

图 17-31 手术前后的侧面像

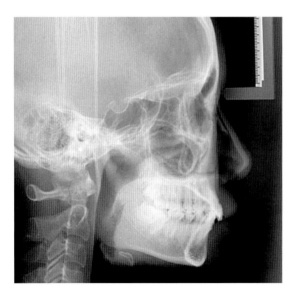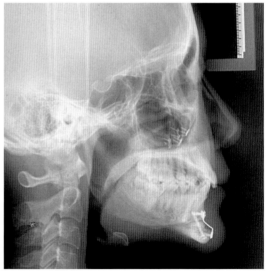

图 17-32 手术前后的头颅侧位 X 线片

参 考 文 献

1. 王大章.口腔颌面外科手术学.北京:人民卫生出版社,2003

2. 王大章,罗颂椒,陈扬熙,等.下颌前突综合征及其双颌畸形同期外科矫正术.中华口腔科杂志,1986(21):330-334

3. 王兴,张震康,张熙恩.正颌外科手术学.济南:山东科学技术出版社,1999

4. 王兴,林野,周彦恒,等.口内入路的颌骨牵引成骨技术.中华口腔医学杂志,1999(35):170-173

5. 归来,邓诚,张智勇,等.口内入路 L 型截骨矫正高颧骨.中华整形外科杂志,2002(18):288-290

6. 皮昕.口腔解剖生理学.北京:人民卫生出版社,2007

7. 邱蔚六,张震康,王大章.口腔颌面外科理论与实践.北京:人民卫生出版社,1998

8. 邱蔚六.口腔颌面外科学.第6版.北京:人民卫生出版社,2008

9. 胡静,王大章.正颌外科.北京:人民卫生出版社,2006

10. 胡静.正颌外科学.北京:人民卫生出版社,2010

11. 胡静.颌骨牵张成骨的临床及基础研究.中华口腔医学杂志,2005(40):10-14

12. Baek SM. Baek RM. Shin MS. Refinement in aesthetic contouring of the prominent mandibular angle. Aesth Plast Surg,1994(18):283-289

13. Bell WH,Proffit WR,White RP. Surgical correction of dentofacial deformities. Philadelphia:WB Saunders,1980

14. Bell WH. Modern practice in orthognathic and reconstructive surgery. Philadelphia:WB Saunders,1992

15. Bell WH,Guerrero CA. Distraction osteogenesis of the facial skeleton. Ontario:BC Decker,2007

16. Cui J,Zhu S,Hu J,et al. The effect of different reduction mandibuloplasty types on lower face width and morphology. Aesth Plast Surg,2008(32):593-598

17. Epker BN, Wolford LM. Dentofacial deformities:surgical-orthodontic correction. St Louis:Mosby,1980

18. Epker BN,Stella JP,Fish L. Dentofacial deformities:integrated orthodontic and surgical correction. 2nd ed. St Louis:Mosby,1996

19. Fonseca R. Oral & maxillofacial surgery. Philadelphia:WB Saunders,2000

20. Grayson BH,Santiago PE. Distraction osteogenesis. Seminars in orthodontics,1999(5):1-73

21. Hsu YC,Li J,Hu J,et al. Correction of square jaw with low angles using mandibular "V-line"

ostectomy combined with outer cortex ostectomy. Oral Surg Oral Med Oral Pathol Oral Radiol Endod,2010(109):197-202

22. Hupp JR,Ellis III E,Tucker MR. Contemporary Oral and Maxillofacial Surgery. 5th ed. St Louis: Mosby,2008

23. Kaban LB,Padwa BL,Mulliken JB. Surgical correction of mandibular hypoplasia in hemifacial microsomia: the case for treatment in early childhood. J Oral Maxillofac Surg, 1998 (56): 628-638

24. Kim SG,Park SS. Incidence of complications and problems related to orthognathic surgery. J Oral Maxillofac Surg,2007(65): 2438-2444

25. Kim SK,Han JJ,Kim JT. Classification and treatment of prominent mandibular angle. Aesth Plast Surg,2001(25):382-387

26. Kim YH,Seul JH. Reduction marlarplasty through an intraoral incision: a new method. Plast Reconstr Surg,2000(106):1514-1519

27. Kook MS,Jung S,Park HJ,et al. Reduction malarplasty using modified L-shaped osteotomy. J Oral Maxillofac Surg,2012(70):e87-91

28. Li J,Hsu Y,Khadka A,et al. Contouring of a square jaw on a short face by narrowing and sliding genioplasty combined with mandibular outer cortex ostectomy in orientals. Plast Reconstr Surg, 2011(127):2083-2092

29. Li J,Zhu S,Wang T,et al. Staged Treatment of Temporomandibular joint ankylosis with micrognathia using mandibular osteodistraction and advancement genioplasty. J Oral Maxillofac Surg, 2012 (70):2884-2892

30. Ma YQ,Zhu SS,Li JH,et al. Reduction malarplasty using an L-shaped osteotomy through intraoral and sideburns incisions. Aesth Plast Surg,2011(35):237-241

31. McCarthy JG,Schreiber J,Karp NS,et al. Lengthening the human mandible by gradual distraction. Plast Reconstr Surg,1992(89):1-8

32. McMillan B,Jones R,Ward-Booth P,et al. Technique for intraoral inverted "L" osteotomy. Br J Oral Maxillofac Surg,1999(37): 324 326

33. Profitt WR,White RP,Sarver DM. Contemporary treatment of dentofacial deformity. St Louis: Mosby,2003

34. Reyneke JP. Essentials of orthognathic surgery. Carol Stream: Quintessence,2003

35. Schuenke M,Schulte E,Schumacher U,et al. Thieme Atlas of Anatomy- Head and Neuroanatomy. Stuttgart,New York: Thieme,2007

36. Thaller SR,Bradley JP,Grarri JI. Craniofacial surgery. New York: Informa healthcare,2008

37. Van Sickels JE,Tiner BD,Jeter TS. Rigid fixation of the intraoral inverted "L" osteotomy. J Oral Maxillofac Surg,1990(48): 894-898

38. Wang T,Gui L,Tang X. Reduction malarplasty with a new L-shaped osteotomy through an intraoral approach: retrospective study of 418 cases. Plast Reconstr Surg,2009(124):1245-1253

39. Wang X, Wang XX, Liang C, et al. Distraction osteogenesis in correction of micrognathia accompanying obstructive sleep apnea syndrome. Plast Reconstr Surg, 2003 (12) : 1549-1557

40. Wolford LM. The Sagittal split ramus osteotomy as the preferred treatment for mandibular prognathism. J Oral Maxillofac Surg, 2000 (58) : 310-315

41. Zhu S, Cui J, Gao Y, et al. Changes of masseter muscles after mandibular angle ostectomy in rhesus monkeys. Ann Plast Surg, 2009 (63) : 670-675

42. Zhu S, Li J, Luo E, et al. Two-stage treatment protocol for management of temporomandibular joint ankylosis with secondary deformities in adults: our institution's experience. J Oral Maxillofac Surg, 2011 (69) : e565-572

中英文名词对照索引

L

M

N

P

Q

S